ÉTUDES CLINIQUES

SUR LES

EAUX CHLORURÉES FERRUGINEUSES

DE NIEDERBRONN

(BAS-RHIN)

PAR

LE DOCTEUR KUHN FILS

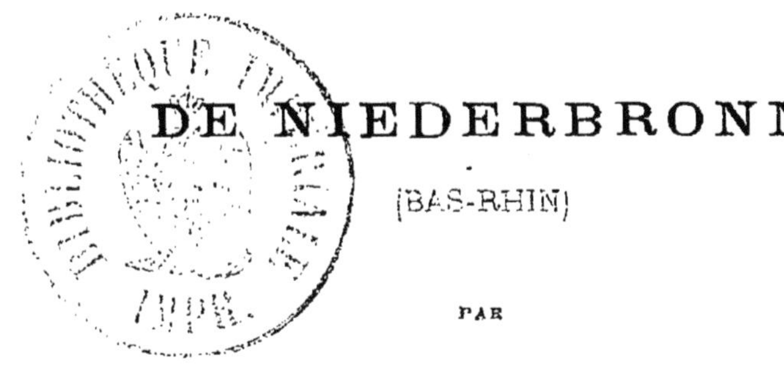

PARIS

VEUVE BERGER-LEVRAULT & FILS, LIBRAIRES-ÉDITEURS

8, RUE DES SAINTS-PÈRES

MÊME MAISON A STRASBOURG

1866

ÉTUDES CLINIQUES

SUR LES

EAUX CHLORURÉES FERRUGINEUSES

DE NIEDERBRONN

(BAS-RHIN).

Les eaux minérales sont des moyens de guérison précieux dans le traitement des maladies chroniques. Savoir exactement dans quelles affections convient une eau minérale donnée, dans quels états morbides celle-ci est contre-indiquée, tel est le but vers lequel doivent converger les travaux de l'hydrologiste. En publiant ces études, nous nous sommes proposé de poser les indications et les contre-indications à l'emploi des eaux de Niederbronn.

Niederbronn, chef-lieu de canton de l'arrondissement de Wissembourg, relié à la grande ligne de l'Est par un tronçon de chemin de fer, possède des eaux minérales connues de toute antiquité. Douées de propriétés légèrement purgatives, les eaux de Niederbronn appartiennent au groupe des eaux chlorurées ferrugineuses; un litre d'eau renferme d'après MM. Figuier et Mialhe :

		Gr.
Chlorure de sodium	. . . . . .	3.070
— de calcium	. . . . . .	0.825
— de magnésium	. . . .	0.288
— de potassium	. . . .	0.260
Carbonate de chaux	. . . . . .	0.120
— de magnésie	. . . .	traces
— de protoxyde de fer	.	0.091
Sulfate de chaux	. . . .	0.090
Bromure de sodium	. . . . . .	0.040
Oxyde de manganèse	. . . . .	}
Silicate de fer	. . . .	} traces
Alumine	. . . .	}
Total	. . . . .	4.784

En 1850 M. Kossmann a découvert dans l'eau de Niederbronn des traces d'iodure de sodium et d'acide arsénieux.

D'après M. Nicklès l'eau contiendrait également des traces de fluorure de calcium.

L'analyse des gaz faite par M. Robin a donné à ce chimiste :

		Cc.
Azote	. . . .	17.66
Acide carbonique	. . . .	10.64
Total	. . . . .	28.30

L'eau de Niederbronn est légèrement thermale; elle a une température constante de près de 18 degrés cent.

AFFECTIONS DU TUBE DIGESTIF.

DYSPEPSIE.

Par le mot de dyspepsie on entend généralement parler d'un dérangement habituel dans les fonctions digestives. Les mauvaises digestions sont symptomatiques d'une affection ayant son siége dans le tube alimentaire (inflammation, affection organique, etc.), ou bien elles tiennent à une maladie occupant un autre viscère (telle est, par exemple, la dyspepsie qui coïncide avec la tuberculisation pulmonaire); elles peuvent encore se rattacher à une modification du sang (anémie, chlorose), ou bien à une action reflexe, à une sympathie, ainsi la dyspepsie que provoque l'état de grossesse. D'autres fois enfin l'altération des fonctions digestives ne saurait être rapportée à aucune autre affection; c'est ce qu'on appelle la dyspepsie idiopathique ou essentielle, maladie sans anatomie pathologique. C'est de cette dernière variété seulement que nous entendons parler.

Pour se faire une idée nette et précise de la dyspepsie, il importe de dire un mot de la digestion. L'acte digestif est un acte complexe dont le fonctionnement régulier dépend d'une multitude d'éléments, dont les principaux sont la quantité et la qualité des aliments ingérés, l'idiosyncrasie, la mastication, la déglutition, le mouvement péristaltique

du tube gastro-intestinal, l'action produite par les
liquides salivaire, gastrique, biliaire et pancréatique. Il suffit d'avoir parlé des conditions nécessaires à l'exécution d'une bonne digestion pour avoir
énuméré les causes prochaines de la dyspepsie. Cette
affection peut en effet dépendre de toutes les circonstances qui ont de l'influence sur les fonctions
digestives. La quantité exagérée des aliments ingérés, ou bien la mauvaise qualité de ceux-ci; une
mauvaise mastication, l'idiosyncrasie propre à chaque
individu, qui fait qu'une personne supporte un mets
des plus lourds, tandis qu'un aliment plus léger pro-
voquera une mauvaise digestion, sont plus souvent
qu'on ne le pense causes de la dyspepsie. Le traitement thermal ne conviendra nullement dans la dyspepsie qui est liée à l'une de ces causes. Il n'en est
pas de même des états dyspeptiques qui se rattachent
soit au mouvement, soit aux sécrétions du tube gastro-intestinal. Les mouvements péristaltiques peuvent faire défaut et les actions chimiques produites
par les liquides sécrétés peuvent être incomplètes;
de là la dyspepsie qu'on pourrait appeler atonique
ou adynamique. Les causes éloignées de cette dyspepsie sont nombreuses; cela se comprend facilement si l'on veut se rappeler que les fonctions digestives déterminent un surcroît d'activité de la part
des systèmes nerveux et circulatoire, et que si la
dépense est faite en faveur d'un système organique,
il reste, dans le même laps de temps, moins de ressources pour les autres systèmes (dans le cas spécial

pour l'appareil digestif). Ainsi les travaux de l'esprit avec absence de toute sorte de récréation et d'amusement, les marches forcées, les veillées, les études, les soucis, les préoccupations habituelles, sont autant de causes de dyspepsie atonique.

Mais la dyspepsie ne tient pas seulement à un manque, à un défaut des actes mécaniques ou chimiques de la digestion, elle peut encore être occasionnée par une activité trop grande de ceux-ci. Tout le monde connaît la dyspepsie acide ou acescente; l'influence pernicieuse d'un excès d'acide sur l'estomac, l'action d'une grande quantité de suc gastrique dans la production de l'ulcère rond, est des plus manifestes. De même, un excès de bile trouble également l'acte de la digestion. Ce genre de dyspepsie (dysp. hypersthénisante ou tonique) peut être causée par un climat chaud, par l'usage du tabac à fumer, par l'abus des alcooliques.

Les observations que nous allons rapporter nous montreront dans quels cas les eaux de Niederbronn devront être employées et dans quelles circonstances leur emploi devra être rejeté.

A. Dans le premier paragraphe nous parlerons de la dyspepsie atonique, qui est, pour la plupart du temps, compliquée de constipation.

1re OBSERVATION. — *Dyspepsie atonique, constipation; amélioration.*

M. D..., négociant à Paris, 38 ans, bonne constitution, tempérament sanguin, est malade depuis trois mois (arrive à Niederbronn le 15 juin 1864). Quelque temps après avoir mangé, M. D... éprouve une sensation de pesanteur du côté de l'estomac ; d'autres fois ce sont des renvois amers ou hydrosulfurés qui fatiguent le malade. M. D... est en outre constipé ; sa langue est blanche. Nous ordonnons la boisson, des bains et des douches en arrosoir sur l'abdomen. M. D... quitte Niederbronn après 25 jours de cure ; il trouve son état grandement amélioré. Nous revoyons le malade en juin 1865 ; il nous dit qu'il a passé un très-bon hiver et qu'il n'a eu qu'à se féliciter du bon effet produit par nos eaux.

2e OBSERVATION. — *Dyspepsie atonique, constipation ; amélioration.*

M. L..., 56 ans, de N..., chef de bureau ; bonne constitution, tempérament moyen, n'a jamais été malade avant d'éprouver les symptômes dyspeptiques qui l'amènent à nos eaux. M. L... se plaint depuis quelque temps de digestions lentes (les repas ne sont digérés qu'au bout de 24 heures), de constipation ; pas de soif, jamais de douleurs d'estomac, pas d'hémorrhoïdes, renvois tantôt amers, tantôt acides ; sommeil agité, toujours maux de tête, parfois bourdonnements d'oreilles ; actuellement pouls dur, langue normale. M. L... fait une saison de trois semaines, prend les eaux sous forme de boisson et de bains. En quittant notre établissement, le malade trouve un grand mieux dans l'état de sa santé.

3e OBSERVATION. — *Dyspepsie atonique, constipation ; amélioration.*

M. Z..., de la Havane, ancien négociant ; forte constitution, tempérament nerveux, 50 ans, pas de maladie antérieure. M. Z... éprouve depuis quelque temps, après les repas, de la lourdeur du côté de l'estomac ; du reste, bon appétit, pas de soif, pas d'hémorrhoïdes, mais constipation. Cet état maladif provient probablement de ce que M. Z... est retiré des affaires et ne se donne plus autant de mouvement que par le passé. L'année dernière, le malade a pris à Pougues des douches en arrosoir sur l'abdomen et s'en est bien trouvé. M. Z... emploie les bains et la boisson, et trouve au moment de son départ de l'amélioration dans son état.

4e OBSERVATION. — *Dyspepsie atonique ; constipation ; amélioration.*

M. B..., curé dans le département de la Nièvre, 56 ans, forte constitution, tempérament nerveux. Appétit capricieux depuis une dizaine d'années, digestions lentes, constipation, pas d'hémorrhoïdes, parfois insomnie, facies éminemment anémique, ne supporte qu'une alimentation très-substantielle, symptômes nerveux variables. Ord. : bains, boissons. M. B... fait une saison de 23 jours et se trouve très-bien de l'usage de nos eaux. L'eau minérale, qui dans le principe purgeait difficilement, procure à notre malade une légère diarrhée vers la fin de sa cure.

5e OBSERVATION. — *Dyspepsie atonique, constipation ; amélioration.*

M. J. J..., de Massevaux, 45 ans, négociant ; constitution et tempérament moyens, se plaint depuis une dizaine d'années de mauvaises digestions, de manque d'appétit, de renvois acides, de soif et de constipation, tous symptômes provenant du genre de vie mené par le malade (vie sédentaire, peu de mouvement). Nous ordonnons la boisson et les bains, qui améliorent considérablement l'état dyspeptique de notre malade.

6ᵉ OBSERVATION. — *Dyspepsie; amélioration.*

M. G..., de Forbach, 40 ans, employé des contributions indirectes ; forte constitution, tempérament nerveux, jamais malade avant 1861, époque à laquelle M. G... ressentit les premières atteintes de son mal (vient à Niederbronn en juin 1864). Depuis ce moment, pesanteur épigastrique une à deux heures après les repas, renvois gazeux après avoir mangé, pas de constipation, le malade ne digère ni les farineux ni les pâtes. M. G... fait une saison de trois semaines ; il prend la boisson à dose modérée, fait usage de bains tièdes, et trouve, au moment de son départ, de l'amélioration dans ses digestions.

Dans toutes les observations que nous venons de rapporter, l'état dyspeptique était dû à des causes débilitantes.

B. Nous comprenons dans un second groupe des observations de dyspepsie tonique, de dyspepsie due principalement à l'abus des boissons alcooliques. Les eaux de Niederbronn réussissent dans cette variété, de même que dans la variété précédente. La gastrorrhée peut être considérée comme une variété de la dyspepsie tonique.

7ᵉ OBSERVATION. — *Dyspepsie alcoolique; grande amélioration.*

M. X..., des environs de Paris, ancien militaire, 50 ans, forte constitution, tempérament sanguin, a eu en Afrique la dyssenterie et la fièvre intermittente, a abusé des boissons alcooliques, surtout d'absinthe. Depuis quelques années, symptômes dyspeptiques, dégoût pour la viande, parfois in-

digestions avec vomissement de matières alimentaires, digestions difficiles, renvois gazeux, état hémorrhoïdal. Il y a
quelques mois deuil de famille ; depuis ce moment redoublement de la dyspepsie, tristesse profonde. Actuellement langue
fendillée, blanche, pouls normal, pas de constipation. Ord :
bains, boisson, douches en arrosoir sur l'abdomen. Les eaux
provoquent, au bout de quelques jours, un flux sanguin par
les vaisseaux hémorrhoïdaux et produisent, à la fin de la
cure, un grand mieux dans l'état de ce malade.

8ᵉ OBSERVATION. — *Dyspepsie alcoolique ; amélioration.*

M. C..., marchand de vins à M..., 40 ans, forte constitution, tempérament sanguin ; voyage beaucoup et est malheureusement obligé, par suite des exigences de sa profession, de boire beaucoup d'alcooliques. M. C... se plaint de
l'estomac depuis deux à trois ans ; très-souvent il a des indigestions, d'autres fois le malade éprouve des envies de
vomir ; renvois acides ou amers ; pas de constipation, pas
de crampes d'estomac, langue normale ; la salade et les
bouillons seuls sont supportés ; tristesse. Nous ordonnons à
M. C... de boire l'eau à dose purgative et de prendre des
bains tièdes d'une demi-heure de durée. Après un séjour de
23 jours à Niederbronn, M. C... trouve son état grandement
amélioré. Le malade a ressenti les symptômes de la fièvre
thermale.

9ᵉ OBSERVATION. — *Dyspepsie tonique ; amélioration.*

M. X..., officier à L..., 40 ans, forte constitution, tempérament sanguin, buveur d'absinthe. Très-souvent, après
avoir mangé, les aliments sont rendus tels quels par le rectum ; le malade est sujet à des coliques et rend parfois de la

bile; d'autres fois l'estomac est rempli de gaz. Tous ces symptômes se sont amendés après une saison à Niederbronn; M. X... a fait usage des bains et de la boisson.

10ᵉ Observation. — *Dyspepsie tonique, disposition aux vomissements; amélioration.*

M. E..., propriétaire à B..., 40 ans, grand fumeur, boit beaucoup de bière; depuis plus de vingt ans sujet au vomissement de matières bilieuses, acides ou même de substances alimentaires, tantôt supporte tous les mets, d'autres fois est obligé de rendre tout ce que l'estomac contient; pas de constipation, pas de douleur dans la région épigastrique, météorisme; parfois une grande quantité de gaz s'échappe par la bouche. Les bains et la boisson améliorent considérablement les fonctions digestives.

C. La dyspepsie est très-souvent compliquée de gastralgie. Lorsque la névrose de l'estomac est très-prononcée, les eaux de Niederbronn ne conviennent pas; nous verrons même que, loin d'améliorer la gastralgie, douée d'un certain degré d'intensité, nos eaux ne feront que l'aggraver ou bien rappelleront d'anciennes crises depuis longtemps assoupies.

11ᵉ Observation. *Dyspepsie gastralgique, constipation; insuccès.*

Mᵐᵉ R..., de M..., 56 ans, constitution moyenne, tempérament nervoso-lymphatique; a eu une fièvre intermittente tierce il y a huit ans, symptômes de dysménorrhée à chaque époque menstruelle, la ménopause s'est montrée sous forme de métrorrhagie. Malade depuis quelques semaines, Mᵐᵉ R... est d'un caractère triste et est disposée à la mélancolie; anorexie, langue légèrement blanchâtre, pas de soif, régions épigastrique et hypochondriaque droite sensibles à la pression, bouche amère, lourdeur après les repas, éructations, tympanite abdominale, peut digérer les viandes, mais non les corps gras. La malade prend des bains, mais ne peut supporter la boisson, qui lui occasionne de l'ardeur et de la douleur dans la région du foie. Nous engageons la malade à partir et à aller faire une saison à Soultzmatt. Mme R... pouvant supporter certains aliments, tandis que d'autres mets ne sont pas tolérés, nous avons supposé que nous avions affaire à une dyspepsie de nature nerveuse, plutôt qu'à une dyspepsie compliquée de symptômes inflammatoires.

Cette observation nous prouve l'inefficacité de l'eau de Niederbronn dans les cas de sensibilité excessive de la région gastro-duodénale.

12e OBSERVATION. — *Disposition à la gastralgie; amblyopie, constipation; insuccès.*

Mme L..., de B..., 35 ans, forte constitution, tempérament nervoso-sanguin ; rougeole dans son jeune âge, à la suite de laquelle la malade a gardé une tache sur la cornée gauche. Mme L... a eu, il y a quelques années, des accès de gastralgie, pour lesquelles elle a été envoyée à Luxeuil ; elle s'est bien trouvée de l'usage de ces eaux. La malade a beaucoup lu et s'est occupée avec passion de travaux à l'aiguille ; constipation depuis 18 mois ; disposition à l'urticaire. Elle nous est adressée pour un état de pléthore cérébrale, pour des maux d'yeux avec disposition au vertige ; à l'aide de l'ophthalmoscope on constate une hyperhémie de la papille et de la rétine du côté droit. Nous ordonnons la boisson à dose purgative, ainsi que des douches en arrosoir sur tout le

corps pour fortifier la constitution. Malheureusement Mme L...
ne pouvant supporter la boisson, qui provoque chez elle des
douleurs gastralgiques, nous sommes obligé de cesser le traitement thermal.

Quand les symptômes de dyspepsie seront accom-
pagnés de névrose du tube gastro-intestinal, on donnera la préférence aux eaux chimiquement indifférentes, telles que Plombières, Soultzmatt, Bains,
etc. « Les eaux de Plombières, dit M. le docteur Lié-
« tard[1], semblent réussir surtout dans les cas de dys-
« pepsie où l'état gastrique est accompagné d'in-
« fluences nerveuses. »

Les observations suivantes nous prouvent que les
eaux de Niederbronn réussissent dans certains cas
de dyspepsie avec complication gastralgique, mais
seulement lorsque la névrose est de faible intensité.

13e Observation. — *Dyspepsie gastralgique, constipation;
guérison.*

Mme R..., de M..., 35 ans, femme de la campagne, constitution faible, tempérament nerveux. Depuis quelques mois
douleurs d'estomac, digestions lentes, pyrosis, régurgita-
tions de gaz inodores, météorisme, bon appétit, langue
normale, par moments crampes d'estomac, accompagnées
de douleurs au dos, constipation, pouls faible, sommeil parfois agité, réglée régulièrement, un peu de fleurs blanches.
La malade prend pendant 21 jours la boisson et les bains
et trouve une grande amélioration au moment de quitter
Niederbronn. Les digestions se font bien, mais lentement;

---

1. *Études cliniques sur les eaux de Plombières.* Paris, 1860.

l'état venteux n'est plus aussi prononcé, les fleurs blanches ont disparu, plus de crampes d'estomac. La guérison s'est maintenue un an après la cure.

14ᵉ Observation. — *Dyspepsie gastralgique, constipation; grande amélioration.*

M. B..., de Paris, 40 ans, négociant, d'une forte constitution, d'un tempérament nerveux, disposé à la mélancolie, mène une vie irrégulière. Le malade souffre de l'estomac depuis quinze ans, n'a pas d'appétit, digère mal, éprouve parfois des crampes d'estomac, des renvois gazeux, inodores, pénibles ; la région épigastrique est indolore, soit qu'on la comprime, soit qu'on n'exerce aucune pression sur elle ; la langue est légèrement blanchâtre, constipation, météorisme, pas d'hémorrhoïdes, pas de soif ; M. B... ne supporte bien que les viandes rôties et le pain rassis. Le malade prend les eaux de Niederbronn (bains et boisson) du 9 au 30 août 1864 et trouve une grande amélioration dans son état; l'appétit et les digestions sont meilleurs. Nous revoyons le malade l'année suivante ; il nous dit que l'amélioration s'est soutenue depuis sa dernière cure.

Lorsque la dyspepsie est accompagnée d'un état nerveux généralisé, on s'abstiendra de prescrire les bains comme étant des moyens par trop excitants. L'observation suivante vient à l'appui de ce que nous avançons :

15ᵉ Observation.

M. L..., de W..., 50 ans, forte constitution, tempérament essentiellement nerveux, depuis quelque temps phénomènes dyspeptiques à la suite de causes débilitantes, telles que travail après les repas, régime maigre, etc. Le malade ne peut supporter les aliments d'une digestion difficile, il a des défaillances d'estomac, éprouve parfois des symptômes nerveux variables ; son pouls est faible. La boisson est facilement supportée, il n'en est pas de même des bains ; nous faisons remplacer ces derniers par des douches froides en arrosoir, administrées sur tout le corps ; elles font le plus grand bien au malade. M. L... quitte Niederbronn, trouvant de l'amélioration dans l'état de sa santé.

D. Dans une quatrième catégorie nous rangerons les cas de dyspepsie avec complication d'état venteux.

16ᵉ OBSERVATION.

Joseph Halter, de Sch..., 50 ans, agriculteur, forte constitution, tempérament bilioso-sanguin, arrive à Niederbronn le 12 août 1864. Le malade nous raconte qu'il n'a jamais été alité, qu'il a abusé des alcooliques et qu'il se plaint de l'estomac depuis deux, trois ans. Voici quels sont les symptômes que présente le malade : anorexie, mauvaises digestions, météorisme, éructations gazeuses, pas d'hémorrhoïdes, ventre ballonné (la percussion rend un son tympanitique) ; le malade supporte mieux la viande que les légumes et éprouve une légère faiblesse dans les jambes (fumeur) ; le vin lui occasionne une espèce de chaleur à l'épigastre. Toutes les autres fonctions s'exécutent bien. M. Halter prend pendant une saison la boisson et les bains et quitte Niederbronn trouvant son état grandement amélioré ; l'état venteux seul n'a pas été sensiblement modifié par l'usage de nos eaux.

17ᵉ OBSERVATION.

M. F..., de Reims, 66 ans ; bonne constitution, bon tempérament, vie sédentaire, disposition goutteuse, constipation, météorisme. Les bains, la boisson et les douches en arrosoir sur l'abdomen dissipent la constipation, mais ne dégagent pas les gaz, qui restent toujours accumulés dans les intestins.

Lorsque la pneumatose intestinale est très-prononcée, il convient d'employer les eaux salines fortes, de manière à provoquer une contraction énergique de tout le tube digestif : c'est ainsi que les eaux de Hombourg et de Kissingen, plus salées que celles de Niederbronn, réussiront mieux dans ce genre d'affection.

L'état muqueux des voies digestives n'est qu'une des variétés de la dyspepsie. Les dyspeptiques ont parfois la langue blanche, recouverte d'un enduit muqueux, ce qui ne prouve pas que la muqueuse du canal alimentaire soit recouverte d'un enduit de même nature que celui de la langue. Il n'est pas vrai que la langue soit le miroir de l'estomac, et aucun rapport constant ne saurait être établi entre l'état de cet organe et celui du tube gastro-intestinal. On ne peut diagnostiquer avec certitude un état muqueux des voies digestives qu'en constatant une accumulation de lamelles épithéliales dans les matières rendues soit par la bouche, soit par le rectum.

Nous avons toujours employé avantageusement les eaux de Niederbronn dans cette variété de la dyspepsie.

Les eaux salines, ferrugineuses, alcalines sont les seules employées dans la dyspepsie; les eaux sulfureuses, sous forme de bains, ont bien été recommandées dans cette affection, mais jamais on n'a fait usage avec succès de ces eaux à l'intérieur. Tous les états dyspeptiques qui ont été modifiés d'une manière favorable par les eaux sulfureuses employées sous forme de boisson étaient liés à une affection cutanée. « Si les eaux sulfureuses, dit M. Durand-Fardel[1], « réussissent généralement assez bien à guérir les « phénomènes dyspeptiques, lorsque ceux-ci accom- « pagnent les conditions pathologiques auxquelles ces « eaux minérales s'adressent plus spécialement, elles « échouent très-souvent dans les autres dyspepsies. »

Le chlorure de sodium, le fer, le bicarbonate de soude qui forment le principe essentiel des eaux chlorurées, ferrugineuses et alcalines, employées à l'intérieur, ont la propriété de tonifier les premières voies; mais, à côté de cela, ces substances jouissent de propriétés secondaires qui font que telle eau doit être utilisée dans un cas plutôt que dans un autre. C'est ainsi que le bicarbonate sodique a la vertu de neutraliser l'acidité du suc gastrique et de dissoudre les lamelles épithéliales qui revêtent le tube alimentaire, mais il est, par contre, doué de propriétés échauffantes. Près des sources alcalines on combat ordinairement la constipation à l'aide de douches ascendantes, lesquelles ne peuvent être considérées que comme un moyen palliatif. Les eaux chlorurées pur-

---

1. Annales de la Société d'hydrologie; Rapport sur un mémoire de M. Hédouin, intitulé: *Des eaux de Saint-Sauveur et de leur influence curative dans les différentes formes de la dyspepsie.*

gatives ont la propriété de débarrasser le canal alimentaire du suc gastrique, de la bile et du mucus que celui-ci contient en excès dans les dyspepsies acides, bilieuses et muqueuses. Dans la dyspepsie avec afflux de bile on préférera toujours les eaux laxatives à celles qui ne le sont pas, aucune eau minérale n'ayant la propriété de neutraliser la bile. Les eaux ferrugineuses ne conviennent pas dans la dyspepsie avec hypersécrétion de bile, de suc gastrique, de mucus; de même que les eaux alcalines, elles constipent fortement. On les emploiera préférablement dans les cas de complication chloro-anémique.

CONSTIPATION.

La constipation tient tantôt à un état de torpeur des intestins, d'autres fois elle dépend d'un obstacle mécanique opposé au passage des matières fécales, dans d'autres circonstances elle est occasionnée par des crampes du sphincter anal. Les eaux de Niederbronn triomphent ordinairement de la constipation liée à un état de paresse intestinale, de moyenne intensité; si le resserrement du ventre était par trop opiniâtre, on donnerait la préférence à des eaux laxatives plus fortement minéralisées, telles que Hombourg, Kissingen. La constipation qui est liée à l'intoxication saturnine devra être traitée par les eaux sulfureuses. Les muscles de la paroi antérieure de l'abdomen concourant à la défécation, leur paralysie peut également être cause de constipation. Dans les observations d'apoplexie rapportées plus bas, nous verrons un cas dans lequel la constipation est due à une hémorrhagie cérébrale; les eaux de Niederbronn, en modifiant favorablement l'état apoplectique, ont amélioré par là même la constipation qui en dépendait.

Les eaux de Niederbronn, employées à l'intérieur, provoquent non-seulement la contraction péristaltique des muscles intestinaux, mais ramollissent les fèces et augmentent les sécrétions intestinales. Le bain est un utile adjuvant de la boisson; sans faire absolument partie de la cure, les bains tièdes ont l'avantage de ramollir les matières fécales et de faciliter leur glissement. Dans les cas de constipation opiniâtre on aura recours aux douches ascendantes; cependant on ne devra pas abuser de ce moyen. On donne quelquefois des douches sur la colonne vertébrale dans le but d'exciter la moelle, qui est le point de départ des nerfs qui se rendent aux intestins.

18e Observation.

M. B..., de Paris, 40 ans; forte constitution, tempérament sanguin, se plaint de constipation depuis plusieurs années. Le malade a fait usage des eaux de Niederbronn en 1864; il a éprouvé du mieux après la saison; l'amélioration a duré pendant six mois.

19ᵉ Observation.

M. J..., épicier à V..., 40 ans; bonne constitution, tempérament nerveux, habituellement constipé, est venu à Niederbronn il y a quelques années. M. J... s'est bien trouvé du traitement thermal; le mieux a persisté pendant plusieurs mois.

20ᵉ Observation.

M. L..., de M..., 68 ans, ancien fabricant; tempérament et constitution ordinaires, constipé depuis 20 ans, se plaint aussi d'hémorrhoïdes; du reste, bon appétit, digère bien toute espèce d'aliments, a été à Niederbronn il y a deux ans, y a pris la boisson et les bains et s'est bien trouvé de l'usage des eaux; le mieux a duré pendant plus d'un an, est venu en 1865 faire une seconde cure.

Les obstacles mécaniques que les intestins mettent à la défécation sont nombreux et variés. Des tumeurs hémorrhoïdales empêchent très-souvent le passage des matières fécales; les eaux de Niederbronn, pouvant être appliquées avantageusement dans l'affection hémorrhoïdale, combattront par cela même la constipation tenant à cette cause. Nos eaux pourront être employées d'une manière avantageuse, produiront peu de résultats ou même seront nuisibles, selon que l'on aura affaire à une tumeur de nature à être résorbée (de nature inflammatoire, etc.), ou bien à une tumeur de nature cancéreuse, à une cicatrice, etc.

21ᵉ Observation. — *Constipation tenant à un obstacle mécanique, abcès péritonéaux; insuccès.*

M. P..., de Bischwiller, 20 ans, maigre, constitution faible, tempérament moyen, travaille dans un bureau, a eu, à la suite de refroidissements, trois atteintes de péritonites, à la suite desquelles s'est formé un abcès qui s'est ouvert dans le voisinage de l'ombilic. Le malade digère mal et a une constipation des plus opiniâtres. Nous lui ordonnons les bains et la boisson. Malgré l'emploi de l'eau à l'intérieur à dose successivement croissante, malgré l'addition du petit lait à l'eau, l'usage simultané de l'eau de Friedrichshall, l'application de douches sur le dos et l'administration de douches ascendantes, M. P... n'obtient que des évacuations insuffisantes. Seul, l'emploi des purgatifs drastiques procure des garde-robes abondantes à notre malade. Le fait d'une péritonite antérieure, qui s'est terminée par abcès, nous fait supposer que les intestins sont adhérents les uns aux autres par des brides fibrineuses, qui entravent le mouvement péristaltique du tube alimentaire.

22ᵉ Observation. — *Constipation tenant à une cicatrice; amélioration.*

Mᵐᵉ B..., de Th..., 55 ans, d'une constitution moyenne, d'un tempérament nerveux, vient à Niederbronn depuis quatre ans pour combattre une constipation rebelle, due à une cicatrice survenue à la suite de l'excision d'un polype rectal. Mᵐᵉ B... a chaque fois employé la boisson et les bains et s'est chaque année mieux trouvée de l'emploi des eaux.

La cicatrice n'occupant qu'un des côtés du rectum et n'obstruant que partiellement la lumière de ce canal, on s'explique l'efficacité de nos eaux dans ce genre de constipation.

La constipation, avons-nous dit, peut tenir à des crampes occupant le sphincter anal. Dans ce cas on insistera sur les bains frais, qui calmeront l'irritabilité musculaire de cette partie.

INFLAMMATION CHRONIQUE ET HYPERTROPHIE DE L'ESTOMAC ET DES INTESTINS.

23ᵉ OBSERVATION. — *Gastrite chronique, constipation; grande amélioration.*

M. J..., de B..., artisan, 50 ans, tempérament ordinaire, constitution faible, souffre de l'estomac depuis une vingtaine d'années (a eu plusieurs gastrites). M. J... se plaint de manque d'appétit, de digestions difficiles, d'un mal continu dans la région épigastrique, la pression sur le ventricule est douloureuse, le malade est sujet aux vomissements et ne peut supporter le vin. Nous faisons prendre pendant trois semaines la boisson, des bains et des douches en arrosoir sur l'abdomen; au bout de ce laps de temps, M. J... quitte notre établissement trouvant un grand mieux dans son état.

24ᵉ OBSERVATION. — *Gastro-entérite chronique, constipation, légère hémiplégie à gauche; amélioration.*

M. M..., de M..., 84 ans, tempérament sanguin, d'une constitution excellente, rendue plus robuste encore par l'activité et une bonne hygiène, est exempt des infirmités que son âge pourrait comporter. Il y a environ vingt ans qu'il a éprouvé une irritation gastro-intestinale, qui a nécessité un traitement sérieux et prolongé et a donné lieu à une convalescence très-longue. Rien n'a été négligé pour mener la chose à bonne fin : soins de toute espèce, voyages, eaux thermales, etc. M. M... s'est complétement rétabli. Pendant longtemps sa forte constitution, un exercice convenable, notamment celui de la chasse, l'ont maintenu dans un bon état de santé, en faisant disparaître, avec quelques soins toutefois, des symptômes rares et passagers de l'irritabilité gastro-intestinale, qui chez lui est l'affection dominante; tous les autres organes sont sains. Dans ces derniers temps, à la fin de novembre 1864, sans cause appréciable, M. M... a éprouvé un malaise indéfinissable, de l'inappétence, de la lenteur dans les digestions, des expuitions pituitaires et surtout une constipation habituelle, si opiniâtre et si marquée qu'il était impossible d'obtenir de selles sans lavements laxatifs ou sans substances purgatives prises à l'intérieur et dont l'action s'harmonisait mal avec les lésions qu'on avait à combattre. Cet état de choses s'accompagnait de rougeur et de sécheresse de la langue, de lenteur des digestions, de la rougeur des urines, toutefois sans dépôt, d'étourdissements légers et fugaces, d'un profond découragement. Il y a environ quatre mois qu'à la suite d'un dîner dont la digestion était difficile, M. M... a été frappé d'une attaque d'apoplexie cérébrale grave, avec hémiplégie gauche. Cette complication a cédé aux moyens énergiques mis immédiatement en usage; M. M... a pu faire un voyage prolongé dans les environs de Paris.

Lorsque nous voyons le malade pour la première fois, nous constatons un état hémiplégique à gauche, de faible intensité. M. M... se plaint d'anorexie, de digestions pénibles, de constipation (ne va à la selle que tous les cinq, six jours), de céphalalgie; la langue est blanche, le malade expectore des crachats visqueux, sa salive est acide. Ord. : boisson à dose purgative. Au moment de quitter Niederbronn, M. M... trouve du mieux dans l'état de sa santé.

25ᵉ Observation. — *Inflammation cœcale ; amélioration.*

M. G..., de D..., propriétaire, 35 ans , tempérament et constitution bons , est affecté depuis deux ans d'inflammations de la région cœcale. La palpation et la percussion font percevoir une tumeur dure , épaisse , bosselée , constituée par le cœcum enflammé et hypertrophié. Nous ordonnons au malade la boisson, les bains et les douches chaudes en arrosoir sur l'abdomen. Le traitement thermal suivi pendant plus de trois semaines améliore notablement l'état de ce malade.

26ᵉ Observation. — *Inflammation chronique et hypertrophie du cœcum ; grande amélioration.*

M. G..., de L..., 46 ans, tempérament et constitution ordinaires, dans son enfance gastro-entérite ; à l'âge de 22 ans, dyssenterie ; depuis sept, huit ans , coliques occupant la région iliaque droite et venues à la suite de refroidissements successifs. Constipation habituelle. Ordinairement les douleurs sont sourdes, mais parfois, à la suite d'un temps froid, elles deviennent plus aiguës. La palpation et la percussion font constater une tumeur de 20 centimètres de long sur 10 centimètres de large ; la tumeur est dure et douloureuse à la pression profonde. Nous faisons prendre au malade la boisson à dose purgative , les bains chauds de cinq quarts d'heure de durée et des douches en arrosoir promenées sur tout l'abdomen , la douche à 45° centigrades , un régime approprié. Au bout de quatre semaines de traitement, M. M... quitte notre établissement, trouvant son état sensiblement amélioré.

Nous avons eu l'occasion d'observer , pendant l'été 1865, un cas d'hypertrophie de l'estomac notablement amélioré par l'usage des eaux de Niederbronn.

Le docteur Helfft, dans sa *Balnéothérapie*, consacre une page au traitement de cette affection ; il recommande les eaux altérantes de Carlsbad, de Hombourg, de Kissingen. Niederbronn appartenant au groupe des eaux chlorurées, de même que Hombourg et Kissingen, on comprend *a priori* l'efficacité de notre eau dans l'hypertrophie du ventricule.

27ᵉ OBSERVATION.

M. Schemel, garde forestier à Hambach, près de Sarreguemines, 52 ans, forte constitution, tempérament nerveux, arrive à Niederbronn le 24 mai 1865. Le malade nous raconte que dans sa jeunesse il a été affecté de fièvre intermittente tierce et de dyssenterie. Pendant qu'il était militaire (c'est-à-dire pendant neuf ans), M. Schemel avait l'habitude de boire tous les matins, à jeun, un petit verre d'eau-de-vie. Il y a huit ans, à la suite d'un refroidissement, le malade ressentit les premières atteintes de son mal ; depuis cette époque, aggravation de l'affection, sans que cependant M. Schemel ait jamais été obligé de garder le lit ; le malade n'a même jamais interrompu son service. Notre client a consulté un grand nombre de médecins et a employé une foule de remèdes ; parmi tous les médicaments employés, le malade s'est le mieux trouvé de l'application de sangsues à l'épigastre et de l'emploi du bicarbonate de soude à l'intérieur. *État actuel:* langue légèrement blanche à sa base, malaise épigastrique, l'estomac est sensible quand on le comprime fortement ; cet organe étant vide, la région épigastrique rend à la percussion un son beaucoup plus mat que la région ombilicale ; au toucher, tension, dureté, épaississement des parois ventriculaires ; bon appétit, pas de soif ; le malade supporte toute espèce d'aliments, en en exceptant toutefois ceux d'une digestion difficile. M. Schemel est parfois sujet à des éructations gazeuses ; il ne supporte pas bien la position assise et se plaint de varices et d'hémorrhoïdes. Le malade n'a pas maigri depuis les débuts de son affection. M. Schemel prend pendant trois semaines les eaux de Niederbronn sous forme de boisson (dose purgative) et de bains, et trouve son état grandement amélioré. La région épigastrique est moins mate, moins tendue, moins dure, les parois stomacales sont moins épaisses, en un mot tous les symptômes de l'affection ont notablement diminué d'intensité.

PLÉTHORE ABDOMINALE ; HÉMORRHOÏDES ; CONGESTION DU FOIE.

Le système veineux abdominal est très-souvent gorgé de sang ; tantôt ce sont les vaisseaux hémorrhoïdaux, tantôt ce sont les racines de la veine-porte, d'autres fois c'est le foie lui-même (l'organe vers lequel convergent toutes les veines de l'abdomen) qui sont le siége d'un état hyperhémique. Les eaux de Niederbronn réussissent bien dans toutes ces variétés de l'état pléthorique.

L'état hémorrhoïdal se présente soit sous forme congestive, soit sous forme hémorrhagique. L'hémorrhagie est quelquefois d'une violence telle, qu'elle met la vie des malades en danger ; dans ce cas les eaux ferrugineuses devront être employées de préférence aux eaux salines.

Les eaux de Niederbronn, de même que toutes les

eaux salines employées sous forme de bains et de boissons, commencent par congestionner les veines abdominales; mais cet effet n'est que passager et ne se manifeste que les premiers jours de leur emploi. La congestion de ces vaisseaux peut être poussée au point de provoquer un écoulement de sang; nous ajouterons que l'hémorrhagie ne se montre pas toujours à la suite de l'emploi des eaux de Niederbronn, tandis que c'est la règle lorsqu'on se sert des eaux de Hombourg et de Kissingen. Par cela même que les eaux salines ont le privilége de produire une hyperhémie de toutes les veines de l'abdomen, elles tendent à rappeler les hémorrhoïdes, qui ont de la tendance à se supprimer, à se détourner et à se porter soit sur le cerveau, soit sur les poumons, soit sur un autre organe important.

Dans la première observation que nous allons rapporter, nous verrons que la congestion du système veineux abdominal peut se montrer sans être accompagnée de l'état hémorrhoïdal; dans la seconde nous verrons la pléthore occuper les vaisseaux hémorrhoïdaux et tout le système de la veine-porte, en y comprenant le foie. Très-souvent, enfin, l'état hémorrhoïdal existe à lui seul et n'est pas accompagné d'hyperhémie des autres parties du système veineux abdominal.

28ᵉ Observation. — *Pléthore abdominale; amélioration.*

M. B..., de C..., employé de l'administration forestière, 55 ans, forte constitution, tempérament sanguin, se plaint depuis le commencement de l'hiver 1864 de chaleur abdominale, de légère constipation et d'embarras du côté du foie. L'examen des organes abdominaux ne dévoilant aucune tuméfaction, nous en concluons que M. B... est atteint de pléthore abdominale. Le malade n'a, du reste, jamais perdu de sang par le rectum. M. B... prend la boisson et les bains du 9 au 29 août 1864 et trouve, au moment de son départ, du mieux dans son état. Nous revoyons le malade en 1865; il nous dit que l'amélioration s'est soutenue depuis la saison dernière et qu'il vient faire une nouvelle cure à Niederbronn par mesure de précaution.

29e OBSERVATION. — *Pléthore abdominale; amélioration (congestion du foie, hémorrhoïdes).*

M. F..., curé à F..., 34 ans, constitution et tempérament ordinaires, se plaint du foie depuis plusieurs années, arrive à Niederbronn le 27 juin 1865. Son médecin ordinaire nous écrit qu'il a constaté, il y a plusieurs mois, une tuméfaction du foie. L'application de ventouses scarifiées à deux reprises, un régime convenable, l'usage de vésicatoires volants et de calomel à doses fractionnées, ont provoqué une amélioration considérable dans l'état du malade. A l'arrivée de M. F... à Niederbronn, on ne constate plus de tumeur du côté du foie, quoique le malade se plaigne d'embarras de ce côté-là. M. F... éprouve de la pléthore abdominale, un état congestif des vaisseaux hémorrhoïdaux, un peu de dyspepsie. Les bains, la boisson, font le plus grand bien à notre malade.

AFFECTIONS DU FOIE.

CONGESTION.

En parlant de la pléthore abdominale, nous avons également dit un mot de l'hyperhémie de l'organe hépatique ; nous avons dit que les eaux de Niederbronn pouvaient être employées avantageusement dans cette affection. La congestion hépatique se distingue de toute autre maladie du foie par l'état passager de la tumeur, par le manque de douleur locale.

Les eaux de Niederbronn ne sauraient être recommandées dans la congestion du foie qui tient à un obstacle mécanique (à une affection du cœur ou à une affection des poumons).

HÉPATITE CHRONIQUE.

Dans l'hépatite chronique il est nécessaire de distinguer une période inflammatoire et une période d'exsudation. La matière exsudée commence par se montrer sous la forme d'un liquide albumineux, lequel, si l'affection continue sa marche, se transforme en substance fibrineuse solide. L'état lardacé, l'induration, l'état cirrheux ne sont que trois états d'une même maladie dus à la consistance plus ou moins épaisse de l'exsudat. La maladie n'est guérissable que lorsque la substance transsudée est à l'état albumineux et a une consistance liquide ou semi-liquide; dès que l'exsudat a passé à l'état fibrineux et, à plus forte raison, lorsque le foie est à l'état cirrheux, on ne peut plus espérer d'amélioration par l'usage des eaux. L'ascite, ne survenant que lorsqu'il s'est fait un dépôt fibrineux solide dans la trame du foie, est par cela même une contre-indication à l'emploi des eaux. Il en est de même de l'œdème des jambes.

Parfois cependant, lorsque l'ascite est commençante, on se trouve bien de l'emploi des eaux, mais on ne devra faire usage du traitement minéral que sous forme de boisson, les bains augmentant toutes les infiltrations, toutes les collections séreuses. A l'appui de ce que nous avançons, nous allons rapporter une observation relatée dans l'ouvrage de M. le professeur Bach, sur les eaux de Soultzmatt (p. 111 et 112).

30e OBSERVATION.

« M. R..., cultivateur, âgé de 50 ans, était depuis plu-
« sieurs années atteint d'un engorgement du foie, dont la
« cause était assez obscure. Il avait imparfaitement suivi plu-
« sieurs traitements, qui avaient été inefficaces. Dans le cou-
« rant de l'année 1840, pendant l'hiver, il remarqua que le
« ventre devenait plus volumineux; la peau était sèche et
« l'excrétion des urines peu abondante. Il était facile de re-
« connaître un commencement d'ascite. La plupart des diu-
« rétiques et les purgatifs qui furent employés n'amenèrent

« qu'une amélioration momentanée. On lui conseilla de se
« rendre à Soultzmatt. Après quelques jours de traitement,
« pendant lesquels il but l'eau de la source, à la dose de six
« à dix verres par jour, il vit le cours des urines se rétablir,
« chaque nuit il avait des sueurs abondantes. L'ascite dispa-
« rut au bout de trois semaines. Je reconnus alors l'engorge-
« ment du foie, ce qui me détermina à faire continuer l'u-
« sage de l'eau pendant longtemps. J'ai depuis revu le malade ;
« l'engorgement du foie a presque entièrement disparu, et
« l'hydropisie ne s'est plus reproduite.

« Il ne faut pas se le dissimuler, ce ne sera que
« dans les cas de ce genre qu'on pourra espérer re-
« tirer quelque avantage des eaux de Soultzmatt.
« Car les eaux sont généralement nuisibles lorsqu'il
« y a disposition à l'infiltration générale et que le
« sang est profondément appauvri. »

« Il est évident d'avance, dit M. le docteur Lié-
« tard, que si l'hydropisie est symptomatique d'une
« affection du foie incurable elle-même totalement,
« les eaux minérales ne pourront qu'être inutiles ou
« nuisibles[1]. » Dans l'hépatite chronique les eaux de
Niederbronn seront employées à dose purgative concurremment avec des bains chauds prolongés. Les
douches ne seront administrées que dans les cas essentiellement chroniques, de crainte de voir survenir
des symptômes aigus. Les lavements d'eau minérale,
dits lavements de Kæmpf, sont d'utiles adjuvants
du traitement minéral.

---

1. *Études cliniques sur les eaux de Plombières*, p. 64 et 65.

31ᵉ Observation. — *Hépatite chronique, constipation ;*
amélioration.

Mᵐᵉ Lévi, de Schaffhausen, constitution débile, tempérament moyen, 30 ans, a eu, il y a deux mois, une hépatite pour laquelle elle a gardé le lit pendant quinze jours ;
depuis cette époque elle se plaint du foie. En ce moment l'organe hépatique dépasse d'un travers de doigt le rebord des
fausses côtes ; les conjonctives ne sont pas jaunes ; état dyspeptique, la malade ne peut pas supporter les aliments d'une
lourde digestion et surtout ceux qui sont gras ; constipation,
légère anémie. Ord. : boisson, bains chauds d'une heure de
durée ; Mᵐᵉ Lévi quitte Niederbronn au bout de vingt-deux
jours de cure, trouvant un grand mieux dans son état.

32ᵉ Observation. — *Hépatite chronique, constipation ;*
guérison.

Anne-Marie Wolff, 52 ans, de Runsenheim, célibataire,
a perdu ses règles il y a deux ans. Nous voyons la malade
pour la première fois le 25 mai 1865. Pas de maladie antérieure ; en 1864, affection hépatique, la malade a gardé le
lit pendant cinq semaines, la maladie est venue lentement.
En ce moment le foie dépasse de 1 ¹/₂ travers de doigt le rebord des fausses côtes, sensibilité spontanée et à la pression
de la région hypochondriaque droite, teint jaune ; urine
rouge, légère anorexie, langue normale, météorisme, dort
bien, pas d'hémorrhoïdes. Comme dans le cas précédent,
nous ordonnons la boisson et des bains prolongés. Au bout
de vingt-cinq jours de cure on ne constate plus d'augmentation de volume du foie.

33ᵉ OBSERVATION. — *Hépatite chronique, constipation ;*
légère amélioration.

Mᵐᵉ M..., de G..., forte constitution, tempérament bilieux,
40 ans, malade depuis cinq mois, jamais indisposée avant
cette époque. La malade, réglée régulièrement, mène une
vie sédentaire, mais est triste, mélancolique et éprouve beaucoup de chagrins. Actuellement facies et conjonctives jau-
nâtres, anorexie, soif, langue blanche, urine foncée en couleur, selles blanches, bouche amère, insomnie, le foie est
très-engorgé, son bord inférieur dépasse de trois travers de
doigt les fausses côtes. Les eaux de Niederbronn ne produisent qu'une légère amélioration, ce qui s'explique par le
volume considérable de l'organe hépatique.

34ᵉ OBSERVATION. — *Hépatite chronique, constipation ;*
légère amélioration.

Mᵐᵉ R..., 24 ans, institutrice, vie sédentaire, beaucoup
d'ennuis, beaucoup de travaux. Affection hépatique, venue
lentement, alitée pendant trois mois en 1864, pendant quatre
mois en 1865. En ce moment langue normale, constipation,
urine chargée; le foie, énorme, dépasse de quatre travers de
doigt le rebord des fausses côtes, la malade ne supporte pas
le beurre; souvent après les repas douleurs dans la région
du foie. Prend les eaux (boisson et bains) pendant trente-cinq
jours; le foie n'a pas sensiblement diminué, mais il n'est
plus aussi douloureux; la figure de la malade est moins jaune.
L'affection du foie étant assez intense et datant de plus d'un
an, les eaux de Niederbronn n'ont produit qu'une faible
amélioration. Probablement dans ce cas, l'exsudat, résultat
de l'inflammation, a passé à l'état fibreux.

35e OBSERVATION. — *Hépatite chronique; amélioration.*

M. Guillaume de P..., 40 ans; vie sédentaire, caractère bilieux, hépatite chronique depuis six ans, n'a jamais été alité, a toujours pu vaquer à ses occupations. Anorexie, soif par moments, le foie dur, résistant et non douloureux à la pression, dépasse de trois travers de doigt le rebord des côtes; ni œdème des jambes, ni ascite, jamais de fièvre intermittente, teint ictérique, urine chargée, constipation, pouls faible, lent, transpiration abondante, peu de sommeil, par moments douleurs sourdes dans l'hypochondre droit, renvois acides, gonflement du foie après les repas, santé moins mauvaise en hiver qu'en été. Vient chaque été à Niederbronn prendre la boisson et des bains prolongés; l'amélioration dure pendant cinq mois.

Dans ce cas, l'affection du foie était trop intense pour qu'on pût espérer sa guérison par nos thermes. Quand le foie dépasse de plusieurs centimètres le bord des fausses côtes, les eaux de Niederbronn n'en amènent pas la résolution; on obtiendra de meilleurs résultats avec des eaux plus altérantes, telles que Carlsbad.

36e OBSERVATION. — *Hépatite chronique, endocardite, anasarque; peu de changement.*

M. P..., de M..., forte constitution, tempérament moyen, 45 ans. Depuis quelques années, légère endocardite se manifestant par un bruit de souffle au premier temps. Affection du foie datant de deux ans; a fait l'année dernière une saison à Vichy, avait à cette époque de la diarrhée, s'est bien trouvé de l'emploi de ces eaux, a eu une hémoptysie à la fin de sa cure. Actuellement pouls lent et faible, soif, bouche parfois amère, langue normale, le lobe de Spiegel dépasse de plusieurs travers de doigt le rebord des fausses côtes, œdème des jambes, météorisme. L'affection du foie présente des moments d'exacerbation, pendant lesquels les yeux du malade deviennent jaunes. M. P... s'est bien trouvé de l'emploi des vésicatoires. Nous ordonnons la boisson et des douches en arrosoir sur l'abdomen; à raison de l'anasarque nous proscrivons l'usage des bains. M. P... quitte notre établissement au bout de trois semaines de cure, trouvant peu de changement dans son état. Ce résultat s'explique facilement par la faiblesse et la langueur dans lesquelles était plongé ce malade.

Les eaux de Niederbronn devront être employées de préférence à des eaux chlorurées plus fortes chez les individus nerveux. En voici un exemple:

37ᵉ Observation.

M. G..., de Bl..., hépatite chronique depuis plus de cinq ans, jaunisse, tempérament essentiellement nerveux, fume beaucoup. Le malade a fait deux saisons à Bourbonne, a trouvé que ces eaux l'agitaient trop, vient pour la troisième fois à Niederbronn et s'en trouve mieux.

Chez les personnes faibles, délicates, employer les eaux chlorurées de préférence aux eaux alcalines.

38ᵉ Observation.

Mᵐᵉ A... d'Aumetz, depuis quelques années hépatite avec engorgement considérable du foie qui est lisse, faible constitution, affection du cœur, rétrécissement aortique, bruit de souffle au premier temps, suite de rhumatisme articulaire, a fait deux saisons à Vichy. A la suite de l'emploi de ces eaux, ascite et œdème des extrémités inférieures, qui ont disparu quelque temps après la cure à l'aide d'un régime et d'un traitement appropriés. Mme A... s'est mieux trouvée de l'emploi de nos eaux que de celles de Vichy. L'affection était trop grave pour qu'on ait pu avoir l'espoir d'une guérison.

Nous ne saurions assez recommander aux personnes atteintes d'hépatite chronique les règles d'une bonne hygiène. Ainsi ces malades éviteront les mets lourds et gras; ils tiendront le ventre chaud, éviteront les refroidissements.

ENGORGEMENT DU FOIE TENANT A UN ÉTAT DISCRASIQUE DU SANG.

Le scorbut, les fièvres intermittentes, la leucocythémie, produisent souvent des engorgements du foie, variables dans leur nature intime. Les eaux de Niederbronn ne sauraient modifier favorablement ces états morbides. La raison en est bien simple: les eaux chlorurées sont des eaux hyposthénisantes qui ne feraient qu'augmenter l'appauvrissement du sang, qui est la cause de ces engorgements.

Nous avons bien employé avec avantage dans les engorgements hépatiques, suite de fièvres intermittentes, la boisson concurremment avec le sulfate de quinine. Mais nous croyons que dans ces cas l'amélioration doit être rapportée au sel de quinine, plutôt qu'à l'eau employée à l'intérieur. L'observation suivante nous prouvera le peu de succès du traitement minéral dans les cas d'affections hépatiques se rattachant à un état leucocythémique.

39ᵉ Observation. — *Engorgement du foie et de la rate, suite de leucocythémie; pas de changement.*

Claude C..., de B... (Meurthe), 14 ans, depuis dix-huit mois et sans cause connue engorgement du foie et de la rate. Le premier de ces organes, dont le lobe épigastrique surtout est engorgé, dépasse de cinq travers de doigt le rebord des fausses côtes, et son bord inférieur est à deux travers de doigt de l'ombilic. La rate, de son côté, dépasse de 6 centimètres le rebord de la poitrine. Facies éminemment anémique, langueur de toutes les fonctions, langue et pouls normaux. Cet enfant n'ayant jamais eu ni fièvre intermittente ni état scorbutique, nous ne pouvons attribuer l'engorgement du foie et de la rate qu'à un état leucocythémique. Les bains et la boisson donnés pendant trois semaines ne changent pas l'état de ce jeune malade.

Les eaux de Niederbronn, comme nous le verrons plus bas, conviennent dans l'obésité; elles sont également utiles dans la dégénérescence graisseuse du foie qu'on observe chez les buveurs. Toutes les eaux altérantes pourront être employées avantageusement dans cette affection; c'est ainsi que les eaux de Kissingen, de Marienbad, de Carlsbad, etc., ont été recommandées.

40ᵉ Observation. — *Dégénérescence graisseuse du foie ;
amélioration.*

M. M..., de Printzheim, 48 ans, forte constitution, tempérament sanguin, depuis qu'il a perdu son fils, c'est-à-dire depuis un an, s'adonne à la boisson. Le malade se plaint d'embarras du côté du foie ; cet organe dépasse de trois travers de doigt le rebord des fausses côtes ; pas de douleurs quand on comprime cet organe, le malade n'a jamais gardé le lit, les fonctions digestives s'exécutent bien, les conjonctives ne sont pas jaunes, tremblement des bras, léger délire, individualité très-obèse. Ord. : boisson à dose purgative, tous les jours une douche en arrosoir sur l'abdomen. Au bout de vingt jours de traitement le malade ne tremble plus, éprouve moins de gêne du côté du foie et trouve un mieux général dans l'état de sa santé.

CALCULS BILIAIRES.

Avant de parler des calculs biliaires, il importe de dire un mot de la composition de la bile. Mille grammes de bile renferment :

	Gr.
Cholate et choléate de soude	110
Matières grasses (cholestérine [$^1/_{1000}$], oléine, margarine), pigment, mucus	5
Sels (phosphate et carbonate de soude, chlorure de sodium)	10
Eau	875

Les calculs biliaires sont ordinairement composés de 90 % de cholestérine, d'un noyau de mucus épithélial et de matière pigmentaire. La cholestérine

($C^{52}H^{44}O$), est une graisse de nature particulière, insoluble dans l'eau, mais soluble dans l'alcool, le chloroforme, la térébenthine et l'éther. A l'inverse des autres matières grasses, la cholestérine n'est pas destinée à entretenir la chaleur animale; substance excrémentitielle, elle représente une espèce de *caput mortuum*, dont l'économie tend à se débarrasser. Non saponifiable comme les autres graisses, elle se cristallise et prend la forme de tablettes rhomboïdales. La cholestérine n'existe pas dans le règne végétal, elle provient de la transformation des matières albuminoïdes, c'est le corps gras le plus riche en carbone.

Ces données de la chimie ont une grande importance au point de vue du traitement et du régime hygiénique que doivent suivre les calculeux. Ainsi, pour ne citer qu'un exemple, on recommandera aux personnes affectées de calculs, de faire usage de substances végétales, plutôt que de matières albuminoïdes, celles-ci ayant l'inconvénient de fournir des matériaux à la production de la bile.

M. Mialhe fait observer avec raison que la cholestérine ne se rencontre pas dans les sécrétions acides, ne se retrouve pas non plus à cause de son insolubilité dans d'autres humeurs alcalines. La cholestérine brûle comme la cire, et se colore en rouge, si on la traite par un mélange de cinq parties d'acide sulfurique monohydraté sur une partie d'eau; l'acide azotique convertit la cholestérine en acide cholestérique qui cristallise sous forme d'aiguilles blanches.

Toutes les substances qui entrent dans la composition de la bile, à l'exception du cholate, du choléate de soude et des matières colorantes se retrouvent dans le sang. La biliverdine (substance colorante) et la cholestérine, insolubles dans l'eau, sont maintenues en dissolution dans la bile à la faveur des cholate et choléate alcalins.

La formation des calculs biliaires tient à l'hérédité, à un genre de vie sédentaire; rares chez les enfants et chez les adolescents, les calculs se rencontrent, au contraire, fréquemment chez les vieillards. C'est qu'à une époque avancée de la vie, la bile devient épaisse et riche en cholestérine; il y a alors disproportion dans les différents principes de la bile. La cholestérine, ainsi que les matières colorantes, étant sécrétées en plus grande abondance qu'à l'état normal, les cholates et choléates alcalins, dont la proportion n'a pas augmenté, ne pourront pas la dissoudre en entier, et alors la partie non dissoute se déposera autour d'un noyau de mucus, et sera le point de départ d'un calcul.

Les calculs biliaires dévoilent leur présence par des accès désignés sous le nom de coliques hépatiques. Ces accès se distinguent d'autres douleurs par la coloration de la peau qui présente une teinte ictérique, par le siége de la douleur, qui est circonscrit aux régions épigastrique et hypochondriaque droite, le pouls est calme; des vomissements se déclarent; l'affection vient souvent d'une manière subite. Les symptômes douloureux dans l'affection calculeuse du foie durent en moyenne de 10 à 12 heures ; dans la gastralgie, la douleur n'a pas une durée aussi prolongée. Dans les coliques hépatiques les douleurs sont atroces ; elles n'ont pas cette intensité dans la névrose de l'estomac. Dans l'indigestion non plus les douleurs ne sont pas aussi violentes. Cependant il peut arriver que des individus âgés meurent, ayant la vésicule pleine de calculs, sans que durant la vie ceux-ci aient manifesté leur présence par le plus léger symptôme.

D'après M. Durand-Fardel il n'y aurait pas de médication curative des calculs biliaires autre que les eaux minérales. Cette assertion nous paraît être l'expression de la vérité.

« A part la mixture de Durande, il n'y a que les « eaux minérales et notamment les eaux alcalines, « qui aient acquis de la réputation pour la guérison « des calculs biliaires. Cependant, de nombreuses « observations nous ont prouvé que les eaux salines « peuvent être appliquées au traitement de cette « affection avec tout autant de succès que les natro-« thermes, et nous avons à faire valoir de beaux cas « de guérison [1]. »

Les eaux minérales alcalines et salines seules sont employées dans la cholélithiase ; les eaux sulfureuses et ferrugineuses, au contraire, ne sauraient modifier avantageusement la diathèse calculeuse. On ne peut

---

1. *Les Eaux laxatives de Niederbronn,* par le Dr J. Kuhn. Paris, V. Masson, page 128.

affirmer que les eaux alcalines guérissent mieux cette affection que les eaux salines.

Les eaux agissent de trois manières différentes : leur action se porte sur la sécrétion de la bile, en modifie la sécrétion ou l'excrétion, ou bien sur le sang dont elles modifient la crase (la cholestérine existe dans le sang), ou bien enfin le traitement thermal éloigne les causes locales qui ont de l'influence sur la formation des calculs.

Le sel marin, de même que le carbonate sodique, augmente la sécrétion du foie, modifie favorablement la crase du sang, en dissolvant l'albumine et la fibrine, et combat l'état muqueux des voies biliaires qui est une des causes locales de la formation des calculs.

La cholestérine n'étant pas saponifiable, c'est-à-dire, ne pouvant pas s'unir à un alcali pour former un savon, on ne peut s'expliquer par un phéno-mène de dissolution l'action favorable des eaux alca-lines et particulièrement de l'eau de Vichy dans cette affection.

Les eaux chlorurées et les eaux alcalines, tout en agissant au fond d'une manière à peu près analogue, sont indiquées dans des cas différents. C'est ainsi que Niederbronn conviendra particulièrement aux sujets qui sont disposés à la constipation. Dans les cas de diarrhée on donnera, au contraire, la préfé-rence aux eaux de Vichy. Si les individus sont très-nerveux, s'il y a un état d'irritation des premières voies, on se trouvera mieux des eaux de Plombières et de Soultzmatt. Chez une personne affectée de catarrhe bronchique et surtout de disposition tuberculeuse, Ems sera préféré à Vichy.

Les eaux de Niederbronn en boisson seront toujours employées à faible dose, à dose altérante. Données en trop forte quantité, on risquerait de provoquer une forte contraction de la vésicule biliaire et des canaux hépatiques et partant une crise de coliques hépatiques.

Les accès de coliques hépatiques que nous avons observés aux eaux étaient provoqués, soit par la boisson prise en quantité immodérée, soit par l'inflammation des canaux biliaires. Les malades, porteurs de calculs, feront bien d'éviter les refroidissements, les indigestions, lesquels, en produisant un état de phlogose dans les voies biliaires, tendent à obstruer la lumière de ceux-ci. Les bains seront donnés chauds et de longue durée. Il ne saurait être question de l'emploi des douches, ce genre de moyen ayant l'inconvénient de provoquer des crises, ce qu'il faut toujours éviter.

S'il survenait, pendant la cure, des coliques hépatiques, on interromprait l'usage des eaux. Quelque moyen que l'on emploie, il est la plupart du temps impossible de soulager les douleurs occasionnées par le passage des calculs biliaires. L'accès une fois passé, les douleurs disparaissent comme par enchantement. Parmi les moyens à employer pendant les crises, nous signalerons : 1° les eaux gazeuses dont l'acide carbonique possède des propriétés calmantes ; 2° l'éther qui calme les douleurs et qui a la propriété de dissoudre la cholestérine ; 3° les bains tièdes prolongés ; 4° l'application d'une vessie remplie de glace sur le siége de la douleur. En cas d'inflammation des voies biliaires on n'aurait pas recours à ce dernier moyen.

Une seule saison près d'une eau minérale ne suffit généralement pas pour guérir la diathèse calculeuse ; il faut que les malades viennent plusieurs années de suite , s'ils veulent se voir débarrassés de leur affection. Souvent il arrive, qu'après un accès de coliques hépatiques, le malade se croit guéri et ne songe plus à soigner l'affection dont il porte le germe, et ce n'est que si un nouvel accès se montre, que le patient a recours aux moyens thérapeutiques. Il est du devoir du médecin de prévenir le malade du danger qu'il court, s'il s'abandonne à une confiance mal fondée.

41ᵉ Observation. — *Calculs biliaires; amélioration.*

M. L..., représentant de commerce à Genève, 50 ans, forte constitution, tempérament sanguin, a ressenti les premières atteintes de son mal en 1854, a fait en 1855 une saison à Vichy ; cette cure a débarrassé le malade des coliques jusqu'en 1860. En mai 1863 nouvelle attaque, qui a duré 48 heures.

Vient à Niederbronn le 30 août 1863 ; nous ne constatons pas de tumeur dans la région hypochondriaque droite , mais sensibilité du côté de l'estomac et du foie ; le malade ne peut dormir sur le côté droit. Ord. : bains prolongés , boisson (méthode altérante). Au moment de son départ le malade nous dit qu'il se trouve mieux et qu'il n'éprouve plus de douleurs dans l'hypochondre droit.

42e Observation. — *Calculs biliaires, constipation ;
amélioration.*

Mme B..., de M..., 42 ans, depuis un an et demi accès de
coliques hépatiques, a pris à la maison des bains alcalins et
de l'eau de Vichy ; l'usage de cette eau a constipé la malade.
Est venue à Niederbronn en 1863, a fait une saison et s'est
bien trouvée de l'usage de l'eau, n'a pas eu d'accès depuis,
est revenue faire une deuxième saison de quatre semaines
en 1864.

43e Observation. — *Calculs biliaires ; amélioration.*

M. de F... est sujet à des coliques hépatiques depuis dix
ans, a été deux ans à Vichy, vient depuis sept années à
Niederbronn. Depuis deux ans n'a pas eu d'accès ; vient aux
eaux pour prévenir une récidive.

Cette observation nous prouve que le traitement
par les eaux minérales doit être suivi pendant de
longues années ; ainsi, dans le cas que nous venons
de rapporter, ce n'est qu'au bout de huit ans qu'on a
vu survenir une guérison durable ; c'est que si les
malades ne renoncent pas à leurs habitudes, si surtout ils s'adonnent aux plaisirs de la table, la guérison de l'affection calculeuse est difficile à obtenir.

44e Observation. — *Calculs biliaires ; amélioration.*

Mme veuve L..., de Z..., forte constitution, tempérament
bilioso-sanguin, a eu, il y a quatre ans, plusieurs accès de
coliques hépatiques, a fait deux saisons, chacune de quatre
semaines. L'amélioration a duré pendant deux ans. En 1865,
nouveaux accès, nouvelle cure.

45ᵉ Observation. — *Calculs biliaires, constipation,
irritabilité gastrique; insuccès.*

M. M. de M..., d'un tempérament essentiellement nerveux, nous est adressé pour une affection calculeuse du foie
compliquée de constipation. Le malade ne pouvant supporter
l'eau, qui lui occasionne des retours de douleurs gastralgiques,
nous sommes obligé de renoncer au traitement thermal.

Nous avons déjà dit que dans des cas analogues
il valait mieux envoyer les calculeux à des eaux
plus faiblement minéralisées, telles que Plombières,
Soultzmatt.

46ᵉ Observation. — *Calculs biliaires; amélioration.*

M. L. Ch..., de Rouen, 45 ans, vie sédentaire, forte
constitution, tempérament nervoso-sanguin, a eu, il y a
quatre ans, des accès de coliques hépatiques, à la suite des-
quels est venu faire une saison à Niederbronn, a éprouvé
du mieux de l'usage de nos eaux; l'amélioration a duré jusqu'à cette année. Depuis quelque temps, M. Ch... éprouve
les symptômes précurseurs de coliques hépatiques, se ca-
ractérisant par le manque d'appétit, une sensation de pesanteur dans la région hypochondriaque droite; le malade
ne peut supporter les aliments de lourde digestion; il se
plaint de constipation et de météorisme; sa langue est
blanche. A raison de la pléthore cérébrale qui accompagne
cette disposition aux calculs, nous recommandons au malade de s'abstenir de bains.

47ᵉ Observation. — *Calculs biliaires, diarrhée.*

Mᵐᵉ V..., 50 ans, tempérament et constitution moyens,
sujette à la diarrhée depuis quelques années; depuis un an,

accès de coliques hépatiques. Nous ordonnons à la malade la boisson à très-faible dose, pas plus d'un demi-verre dans la matinée, ainsi que des bains prolongés. La malade éprouve du mieux de l'usage des eaux..

Dans ce cas les eaux de Vichy étaient préférables à celles de Niederbronn, parce qu'elles se seraient en même temps adressées à la diarrhée qu'elles combattent avantageusement.

Les eaux de Vichy ont l'inconvénient de donner lieu à la constipation. En voici un exemple :

48e Observation.

M. M..., directeur de la banque de Ch..., 50 ans, a eu, il y a quelques années, plusieurs accès de coliques hépatiques, a fait deux saisons à Vichy, mais à la suite de l'emploi de ces eaux a été constipé, est venu à Niederbronn, en 1863, pour obvier à ce malaise, a été débarrassé de la constipation jusqu'en 1864.

49e Observation. — *Calculs biliaires, constipation; amélioration.*

Mme N..., de Th..., 33 ans, deux enfants, pas de maladies antérieures, a eu la première crise de coliques hépatiques, il y a seize mois, a eu une vingtaine d'accès depuis. État actuel, visage et conjonctive jaunes, langue normale, douleurs au niveau de la vésicule biliaire, s'étendant à la région épigastrique, vésicule énormément dilatée par la présence de calculs, démangeaisons aux membres, constipation, pas d'hémorrhoïdes, sommeil bon, manque d'appétit, mauvaises digestions. Mme N... prend la boisson et les bains pendant quatre semaines ; elle quitte Niederbronn, trouvant de l'amélioration dans son état; la tumeur formée par la vésicule n'est plus aussi développée; l'appétit et les digestions sont devenus meilleurs.

Les eaux favorisent l'expulsion des calculs.

50ᵉ Observation.

Mme H..., de S..., arrive à Niederbronn, le 27 juillet 1863; elle prend les eaux sous forme de bains; le 19 juillet elle rend un énorme calcul biliaire de forme cylindrique, ayant 2 centimètres de long et 1 ½ centimètres de diamètre. La malade a rendu ce calcul sans éprouver de coliques.

Les calculs néphrétiques existent quelquefois en même temps que les calculs biliaires.

51ᵉ Observation.

Mme V..., de Calais, était venue à Niederbronn pour une affection calculeuse du foie. Elle s'avise un jour de prendre, sans l'ordonnance du médecin, huit verres d'eau dans la matinée et trois dans la soirée; pendant la nuit, la malade éprouve des coliques néphrétiques; l'accès dure quelques heures, au bout desquelles son urine est chargée de graviers.

L'existence de calculs néphrétiques n'est pas une contre-indication à l'emploi des eaux de Niederbronn. M. le docteur Willemin, de Vichy, a observé des faits analogues. Voici ce que nous lisons dans la *Clinique médicale* de Vichy pour 1862 (p. 13):

« La complication des calculs biliaires avec la diathèse urique s'est rencontrée chez bon nombre de malades dont l'urine déposait habituellement du sable urique ou qui avaient même eu des graviers; chez deux sujets j'ai noté la complication de coliques hépatiques avec des coliques néphrétiques. »

Jusqu'ici nous n'avons rapporté que des observations de calculs biliaires ayant produit des coliques hépatiques; voici quels sont les symptômes qui pourront faire soupçonner la présence de calculs : le teint jaune, une tumeur pyriforme dure siégeant au niveau de la vésicule biliaire, de la dyspepsie avec manque d'appétit, une douleur obtuse occupant les régions épigastrique et hypochondriaque droite. Dans les observations que nous venons de rapporter, nous avons vu tous ces symptômes se manifester dans l'intervalle des accès. L'examen des selles peut quelquefois mettre sur la voie; d'autres fois le stéthoscope appliqué sur la région qui correspond à la base de la vésicule, tandis que d'une main on comprime l'hypochondre droit, permet de constater la présence des calculs; dans ce cas on constate le frottement de calculs les uns contre les autres.

AFFECTIONS DE TÊTE.

CONGESTION ET APOPLEXIE CÉRÉBRALES.

La congestion cérébrale se divise en active et en passive. Il ne saurait être ici question du traitement de la congestion passive, cette affection tenant à une gêne opposée au retour du sang venant de la cavité encéphalique. La congestion active peut être faible (pléthore cérébrale du professeur Rostan) ou bien forte (congestion proprement dite du même auteur). La congestion faible est un état caractérisé par un afflux du sang vers le cerveau plus considérable qu'à l'état normal, pas assez fort cependant pour faire perdre connaissance à celui qui en est atteint. Dans la congestion proprement dite, au contraire, les individus perdent connaissance, puis ils reviennent à eux au bout d'un certain temps; les accès sont séparés les uns des autres par des intermittences franches, ou bien ce sont les symptômes de la pléthore cérébrale qui occupent l'intervalle d'une attaque à l'autre.

La congestion active est généralement facile à diagnostiquer : le pouls est plein et large, la tête est lourde, pesante; les malades éprouvent de la céphalalgie, de la somnolence, du vertige, des bourdonnements d'oreilles, ils voient des lumières devant les yeux et sont sujets à la titubation; néanmoins la congestion peut être confondue avec la migraine, avec l'épilepsie, avec une céphalée spécifique. « Un mal « de tête syphilitique, dit M. Monneret[1], s'exaspère « la nuit et ne s'accompagne ni de vertige, ni de « titubation; il cède à un traitement spécifique. La « névralgie est limitée à un côté du crâne et suit un « trajet bien distinct. La migraine sympathique ou

---

1. *Traité élémentaire de pathologie interne.*

« essentielle est indépendante de tout ce qui agit sur
« le système vasculaire, et se rattache à un état
« chloro-anémique très-prononcé. Les retours pério-
« diques et, dans l'intervalle, la cessation des acci-
« dents ne laisseront aucun doute sur l'existence d'une
« migraine. » Quoique les eaux minérales ne soient
pas contre-indiquées dans la migraine, ce n'est pas à
l'action intrinsèque de l'eau qu'il faut attribuer une
modification dans cette affection, mais plutôt au
changement de régime et d'hygiène qui fait partie de
tout traitement minéral : le repos et les paisibles distractions sont les meilleurs remèdes à opposer à cette
névrose. « Le vertige épileptique qu'on a voulu rap-
« procher de la congestion cérébrale en diffère par la
« promptitude extrême avec laquelle il se montre et
« disparaît en laissant de la stupeur et un peu de
« trouble intellectuel. Il a été précédé d'autres at-
« taques du même genre. »

La congestion cérébrale ne saurait être modifiée
favorablement que par la boisson minérale; les
douches et les bains surtout ont une action trop ex-
citante pour pouvoir être recommandés dans cette
affection.

52ᵉ Observation. — *Pléthore cérébrale; grande
amélioration.*

M. B..., de M..., 72 ans, d'une forte constitution, d'un
tempérament sanguin, n'a jamais été malade, mais est sujet,
depuis quelque temps, à des maux de tête de nature congestive. Le malade éprouve de la somnolence et est constipé;
la langue est bonne, le pouls est plein et dur. Nous faisons

appliquer des ventouses sur le dos, puis nous ordonnons au malade la boisson à dose purgative. M. B... quitte Niederbronn au bout de trois semaines de cure, et trouve une grande amélioration dans son état.

53e Observation. — *Pléthore cérébrale; grande amélioration.*

M. B...., fabricant à Mulhouse, d'une forte constitution, d'un tempérament sanguin, arrive à Niederbronn au mois de juin 1864. Le malade se plaint depuis un certain temps de lourdeur de tête, de faiblesse dans les membres inférieurs, de bourdonnements d'oreilles, parfois de vertige et d'insomnie; le pouls est plein et dur. Nous ordonnons à M. B... l'eau de Niederbronn sous forme de boisson seulement; le malade éprouve un grand mieux lors de son départ; la tête est dégagée, le pouls a perdu de sa dureté, la langue est légèrement blanchâtre. M. B... se sent plus fort sur les jambes et nous dit n'avoir pas éprouvé les symptômes de la fièvre thermale.

54e Observation. — *Congestion cérébrale; amélioration.*

Mme L. de R..., sujette à des maux de tête depuis que les règles ont cessé de se montrer, a eu deux attaques de congestion cérébrale au printemps de l'année 1864. Ces attaques se sont manifestées sous forme de céphalalgie, vertige, embarras momentané de la parole, pouls dur et résistant. Mme L... prend l'eau de Niederbronn à l'intérieur pendant une saison; elle quitte notre établissement, enchantée de l'effet que le traitement thermal a produit sur elle. Nous la revoyons au mois de mai 1865; la malade nous dit que depuis sa cure de l'année passée elle se retrouve bien portante et n'a pas ressenti le moindre symptôme de congestion vers le cerveau.

55ᵉ Observation. — *Pléthore cérébrale tenant à une disposition tuberculeuse, constipation; légère amélioration.*

M. B..., de Paris, 25 ans, constitution délicate, tempérament moyen; depuis quelques années état congestif du cerveau, tête chaude, ne peut longtemps s'appliquer aux travaux de l'intelligence, parfois lumières devant les yeux. Matité au sommet du poumon droit, bon appétit, bonnes digestions, légère constipation. Nous ordonnons l'eau minérale sous forme de boisson; le malade trouve un léger mieux à la fin de sa cure.

Cette observation est intéressante parce qu'il est rare de rencontrer des enfants affectés de congestion cérébrale. Nous croyons que dans ce cas la pléthore était due à une disposition à la méningite tuberculeuse; aussi avons-nous insisté pour que le jeune malade, en quittant Niederbronn, fît usage de moyens anti-tuberculeux, et avant tout de l'huile de foie de morue.

Entre la congestion et l'apoplexie, la transition est peu marquée. Le cerveau étant hyperhémié et les vaisseaux de l'encéphale étant par là même dans un état de tension, il suffit, pour que l'apoplexie se produise, que le sang acquière une force d'expansion suffisante pour rompre les membranes des vaisseaux; l'apoplexie se lie donc d'une manière très-étroite à la congestion. L'apoplexie, de même que la congestion, peut être confondue avec certaines affections de tête. Le début brusque de la maladie, sans prodromes, servira à distinguer l'apoplexie du ramollissement et d'un fongus de la dure-mère. Cependant il peut arriver que l'hémorrhagie se fasse goutte à goutte, et qu'elle soit confondue avec le ramollissement. La stupeur et les désordres de l'intelligence, très-fréquents dans cette dernière maladie, serviront à établir le diagnostic différentiel. Le ramollissement complique souvent l'apoplexie : quand les parois d'un foyer apoplectique se ramollissent, on observe de la céphalalgie, du fourmillement, de la contracture et un état fébrile.

L'hémiplégie (paralysie d'une des moitiés latérales du corps) peut être considérée jusqu'à un certain point comme le symptôme pathognomonique de l'apoplexie cérébrale. Cependant il ne faudra pas oublier que la paralysie peut être double, soit qu'il y ait hémorrhagie dans les deux hémisphères, soit que l'extravasation sanguine se fasse dans le troisième ventricule, soit qu'elle occupe le centre du cervelet ou de la protubérance annulaire. L'hémiplégie est ordinairement croisée, c'est-à-dire que l'épanchement sanguin ayant lieu, par exemple, dans l'hémisphère gauche, ce sera la moitié latérale droite du corps qui sera paralysée. Mais l'hémiplégie peut être alterne : dans ce cas, l'un des côtés du visage et la jambe et le bras de l'autre côté sont paralysés. Ce genre de paralysie sur lequel M. Gubler a spécialement attiré l'attention des médecins dans ces dernières années, tient à une hémorrhagie qui a son siége dans la moitié postérieure de la protubérance annulaire. L'hémiplégie, au lieu d'occuper tout un côté, peut se borner à l'une des moitiés de la face, ce qui tient à une hémorrhagie qui a lieu sur le trajet intra-crânien du nerf facial. Lorsque les muscles de la face sont subitement privés de mouvement chez un sujet pléthorique, on peut affirmer qu'il y a hémorrhagie cérébrale si la paralysie persiste pendant quelque temps, et simplement congestion si l'état paralytique n'est que passager. L'hémiplégie faciale de nature rhumatismale, ou bien celle qui est produite par la compression du nerf de la septième paire, ne débute pas d'une manière aussi brusque; la paralysie rhumatismale, du reste, est liée à des changements atmosphériques.

L'hémiplégie tient quelquefois à une cause spécifique. Voici une observation rapportée par M. le docteur Gerdy d'Uriage, qui prouve ce fait d'une manière péremptoire :

56ᵉ OBSERVATION.

« M. X..., avocat, âgé de 32 ans, traité en 1848. Hémiplégie « depuis six mois à la suite d'excès de travail, sans prédis- « position héréditaire, sans trouble antérieur de la santé, « sans symptômes précurseurs. Deux ans auparavant, syphilis « fort peu et fort mal traitée, mais complétement disparue. « Je prescris avec un traitement thermal modéré de l'iodure « de potassium qui n'est pas pris très-régulièrement, le ma- « lade ne croyant pas que la syphilis fût pour quelque chose « dans sa position. Traitement de trente-cinq jours, bien « supporté et sans accidents; amélioration notable, tandis « que l'état était stationnaire auparavant. A la fin de l'hiver, « nouveaux symptômes de congestion cérébrale croissants et

« devenant menaçants ; saignée. Le lendemain , éruption
« cuivrée caractéristique ; alors traitement régulièrement
« suivi, et amélioration rapide des symptômes de congestion
« et de paralysie [1]. »

57e Observation. — *Hémiplégie spécifique; amélioration.*

M. L..., d'O..., 27 ans, négociant, forte constitution,
tempérament sanguin ; il y a trois ans, une première attaque
d'apoplexie : un matin, en se levant, affaiblissement du bras
droit, administration de l'iodure de potassium, les maux de
tête persistent après l'attaque, ils augmentent même d'intensité. Il y a six mois, nouvelle attaque d'hémiplégie droite
très-prononcée avec déviation de la face, embarras de la
langue, faiblesse du bras et de la jambe; du reste , tous les
signes d'une excellente santé. Les fonctions intellectuelles
sont intactes, il n'y a aucun trouble sensorial; M. L... a
contracté, avant ces accès, une affection syphilitique sur
laquelle il est très-peu précis. On ne retrouve pas, il est
vrai, la succession classique des accidents syphilitiques, les
cas de syphilisme cérébral se manifestant ordinairement
chez les sujets qui ont le moins montré cette évolution des
accidents consécutifs. Le malade a été soumis après la seconde attaque à un traitement par les pilules de Sédillot et
par l'iodure de potassium, à la suite duquel il a éprouvé de
l'amélioration. Lorsque nous voyons M. L... pour la première fois, celui-ci ne se plaint pas de la tête, mais il
éprouve de la faiblesse dans tout le côté droit; les membres
de ce côté sont moins gros, moins nourris que ceux du côté
opposé, la pointe de la langue est légèrement tournée à
gauche. Le malade prend pendant quatre semaines les eaux

---

1. *Annales de la Société d'hydrologie médicale,* année 1855.

de Niederbronn sous forme de boisson et de douches; il quitte notre établissement trouvant son état sensiblement amélioré.

Cette observation est intéressante sous plus d'un rapport, et d'abord en ce qui concerne le diagnostic de l'hémiplégie syphilitique. L'âge du malade, l'acuïté croissante des symptômes de paralysie après la première attaque, le peu d'effet de l'iodure de potassium, l'amélioration notable obtenue, au contraire, après l'administration de pilules mercurielles concurremment avec l'iodure (le mercure employé dans les affections spécifiques rebelles est plus efficace que l'iodure de potassium) nous prouvent, à ce qu'il nous semble, que nous avons eu affaire à une paralysie spécifique et non à une paralysie de nature congestive.

Les eaux de Niederbronn ont amélioré l'état de ce malade; les eaux sulfureuses qui sont plus altérantes n'auraient-elles pas produit un mieux plus prononcé? c'est ce que nous ne saurions dire. Le fait est que les eaux contenant des principes soufrés ne peuvent être considérées que comme des auxiliaires du traitement spécifique; jamais une eau sulfureuse employée seule n'a guéri une syphilis à la manière du mercure. Les eaux sulfureuses, administrées en même temps que le mercure, ont l'avantage d'empêcher les effets désastreux que produisent quelquefois les préparations hydrargyriques. « Dans l'intoxi-« cation mercurielle, dit M. Filhol, le précipité « albumino-mercuriel, que tend à former le deuto-

« chlorure de mercure, est nettement redissous dans
« l'albumine de l'œuf et dans le sang par le sulfite
« de soude avec transparence parfaite et limpidité de
« la solution. » Nous ferons observer que les hémiplé-
gies spécifiques tenant à une lésion de la boîte os-
seuse du crâne et non à une altération de l'appareil circulatoire, il n'y a aucun inconvénient à employer les bains, si toutefois aucune complication ne
vient contre-indiquer ce mode d'emploi des eaux.

Les symptômes dus aux embolies peuvent être
confondus avec ceux que produit l'apoplexie cérébrale. Voici, d'après M. le professeur Schützenberger,
de Strasbourg, les caractères qui peuvent servir à
distinguer l'une de l'autre ces deux affections. « Du
« point de vue symptomatique, dit M. Schützenberger[1],
« l'obturation des artères offre la plus frappante ana-
« logie avec les phénomènes de l'hémorrhagie et de
« certains ramollissements aigus du cerveau. Cette
« analogie est si frappante, qu'il est absolument im-
« possible d'établir le diagnostic sur une apprécia-
« tion des perturbations fonctionnelles. Ces deux affec-
« tions ne diffèrent ni par elles-mêmes, ni par leur
« marche, ni par leur enchaînement. C'est ailleurs
« qu'il faut chercher les éléments du diagnostic. En
« effet, indépendamment des phénomènes locaux ca-
« ractéristiques de l'arrêt de la circulation dans les
« membres ou des perturbations fonctionnelles qui
« peuvent être rapportées à ce genre de lésion dans

---

1. Voy. *Gazette médicale de Strasbourg*, année 1857.

«les artères cérébrales, il est de la plus haute im-
«portance pour le diagnostic de tenir compte des
«faits suivants qui sont communs à toutes les affec-
«tions de ce genre : 1° l'existence antécédente ou
«concomitante d'une maladie organique du cœur ou
«des gros vaisseaux, et plus spécialement l'existence
«constatée par une investigation attentive d'une
«lésion des orifices gauches, mitral ou aortique, de
«polypes du cœur, de la dégénérescence athéroma-
«teuse des grosses artères ou d'une affection suscep-
«tible de s'étendre aux veines pulmonaires, comme
«la gangrène du poumon; 2° l'invasion subite d'ac-
«cidents qui peuvent être rapportés à l'arrêt de la
«circulation dans les artères des membres ou du
«cerveau; 3° le développement successif d'accidents
«multiples susceptibles d'être rapportés à l'arrêt de
«la circulation dans différentes artères. Il est des
«cas cliniques où toutes ces conditions se trouvent
«réunies. Dans les cas de ce genre, le diagnostic
«peut être positivement établi au lit du malade.»

Le traitement par les eaux minérales chlorurées
ne convient nullement dans les cas de paralysies
emboliques; les eaux alcalines seules, vu leur propriété fluidifiante, pourraient être employées comme
moyen palliatif.

Quelles sont les eaux minérales qui conviennent
le mieux dans le traitement de la congestion et de
l'apoplexie?

En parcourant les six classes d'eaux minérales
admises par la commission de l'Annuaire des eaux

de la France, on trouve que les eaux salines seules peuvent être employées dans ces affections. Les eaux sulfureuses sont contre-indiquées, parce qu'elles sont trop stimulantes et qu'elles ne feraient qu'aggraver certains symptômes de l'état congestivo-apoplectique; du reste, tous les médecins attachés aux établissements d'eaux sulfureuses sont unanimes pour condamner l'usage de ces eaux dans l'hémiplégie. Les eaux alcalines sembleraient mieux indiquées par la raison qu'elles diminuent la plasticité du sang; mais, en rendant le liquide nourricier moins dense et plus fluide, ces eaux favorisent le travail hémorrhagique et sont, par conséquent, contre-indiquées.

Certaines eaux alcalines prédisposent à la congestion cérébrale; c'est ainsi que nous lisons dans la *Gazette des eaux* (numéro du 30 juin 1864) ce qui suit:

« Un monsieur était venu traiter à Vichy, en 1863,
« une gravelle urique et avait fait un usage utile de
« l'eau de la source des Célestins. Il lui survient au
« mois d'avril 1864 une congestion cérébrale. De re-
« tour à Vichy, au mois de juin, il croit pouvoir, sans
« demander de conseils, recommencer le traitement
« qui lui avait si bien réussi l'année précédente. Le
« quatrième jour, nouvelle congestion cérébrale, in-
« cident qui aurait dû être annoncé d'avance, l'eau
« des Célestins disposant très-directement aux con-
« gestions actives. »

L'eau de Vichy peut également produire des hémorrhagies cérébrales; nous avons eu l'occasion d'en observer un exemple l'an dernier.

58ᵉ Observation.

M. R..., de D..., 64 ans, forte constitution, tempérament sanguin, obèse, fut affecté de gravelle, il y a une quinzaine d'années. Pour remédier à cette maladie, son médecin ordinaire l'envoya à Vichy ; le malade se trouva parfaitement bien de l'usage de ces eaux. Dans la crainte que son mal ne récidivât, M. R... s'imagina de prendre tous les jours plusieurs verres d'eau de Vichy ; pendant quinze ans consécutifs, le malade suivit ce traitement. M. R... eut une première attaque d'apoplexie le 14 novembre 1864. Un second accès se déclara le jour de Pâques 1865. Nous voyons le malade pour la première fois, le 19 juin 1865. Connaissant les antécédents du malade, sachant que M. R... a toujours vécu sobrement, et remarquant que le teint du malade est pâle, le visage bouffi, les chaires flasques, nous diagnostiquons une apoplexie alcaline due à l'abus de l'eau de Vichy. La paralysie du mouvement s'étend à toute la moitié latérale gauche du corps, la langue est déviée à droite, la commissure labiale du même côté tombe, le malade peut marcher à l'aide d'une canne ; toutes les autres fonctions s'exécutent bien. Nous ordonnons au malade la boisson à dose légèrement purgative, ainsi que des douches sur les membres paralysés. A raison de l'appauvrissement du sang, nous prescrivons, à côté du traitement minéral, des amers, ainsi que le sirop de pyrophosphate de fer. Le malade, en quittant Niederbronn, marche avec plus d'aisance, trouve la tête plus dégagée et éprouve moins de somnolence ; en somme, il y a une sensible amélioration.

Les eaux carbonatées, terreuses, de même que les eaux alcalines, sont contre-indiquées dans le traitement de la congestion et de l'apoplexie.

Enfin les eaux ferrugineuses, par leur action reconstituante, ne sauraient s'opposer au développement de maladies dues à un état hyperhémique. Restent les eaux salines chlorurées et sulfatées.

Pour mieux faire comprendre l'action des eaux minérales chez les individus atteints d'apoplexie sanguine, il importe de dire un mot de l'anatomie pathologique de cette affection. Les lésions cadavériques observées chez les apoplectiques varient beaucoup d'un individu à l'autre, et sont surtout en rapport avec le temps plus ou moins long qui s'est écoulé depuis l'origine de la maladie jusqu'à la mort La rupture de quelque vaisseau encéphalique est suivie d'épanchement sanguin. Le sang extravasé, après avoir écarté, puis rompu les fibres de la substance cérébrale avoisinante, se sépare en deux parties : l'une solide, le caillot; l'autre liquide, le sérum. Presque en même temps que la coagulation s'établit, commence le travail de réparation ou de cicatrisation par la résorption du sérum et de la partie aqueuse des globules. Dès que la portion liquide du sang est résorbée, le caillot et la trame solide des globules, le tout ne constituant qu'une seule masse, agissent comme corps étranger et provoquent autour d'eux un travail d'inflammation réactionnaire, dont la première période est constituée par le suintement de lymphe plastique. Ce produit d'exhalation prend de la consistance avec le temps, se transforme en membrane, se charge de vaisseaux, s'organise en un mot de manière à former une enveloppe de nature séreuse à surface interne lisse : le caillot se trouve ainsi séparé d'une manière complète de la partie saine de l'encéphale. Une fonction physiologico-pathologique spéciale est dévolue à cette membrane englobante, à ce kyste; nous voulons parler du ramollissement et de la désagrégation du caillot au moyen de la sérosité qui sourd constamment par la face interne de cette enveloppe. Cette sérosité rend d'abord le coagulum plus mou, puis désagrége successivement l'une de l'autre toutes ses molécules: en réduisant le caillot en parcelles très-fines, le sérum en favorise la résorption. Le caillot une fois résorbé, le kyste subit diverses transformations, et voici alors les trois cas qui peuvent se présenter : les parois du kyste se rapprochent peu à peu les unes des autres et finissent par s'accoler en formant une cicatrice linéaire; ou bien, le kyste conserve la forme et le volume qu'il avait primitivement, et la cavité qu'il circonscrit continue à se remplir de sérosité (dans ce cas, le kyste constitue une espèce de ventricule supplémentaire); ou bien enfin, ce sont des ponts fibrineux, baignés par de la sérosité partant d'un des côtés du kyste pour aboutir au côté opposé, qui occupent l'intérieur du sac séreux.

Jusqu'à l'époque de la complète cicatrisation du foyer hémorrhagique, toute la partie du cerveau qui environne immédiatement l'épanchement sanguin est le siége d'une vascularisation plus prononcée; les parties éloignées et non contiguës au raptus sanguin sont également dans un état d'hyperhémie notoire plusieurs mois après l'attaque. La rupture des fibres cérébrales, la résorption du sérum, la formation de kystes, la dissolution et la résorption du caillot, le tout accompagné d'un état congestif et d'infiltration séreuse d'une partie plus ou moins notable de la substance cérébrale : telles sont les différentes phases que parcourt l'apoplexie cérébrale, tels sont les divers changements que cette affection entraîne à sa suite.

Toutes les eaux salines employées à l'intérieur sont hyposthénisantes après avoir donné lieu à des symptômes d'excitation de peu de durée. Elles s'adressent à quelques-uns des éléments qui constituent ou qui accompagnent l'hémorrhagie, éléments contre lesquels elles s'opposent ou dont elles préviennent la formation. C'est ainsi que les eaux combattent ou empêchent la production de l'hyperhémie cérébrale qui forme l'essence même de la congestion et qui est l'un des éléments importants de l'apoplexie. De plus, dans cette dernière affection, le traitement minéral s'adresse au sérum du sang épanché, dont il favorise la résorption, ainsi qu'à l'œdème qui entoure le foyer hémorrhagique. Ce n'est pas tout : les eaux agissent encore d'une manière indirecte sur la résorption du caillot, par leur effet hyposthénisant sur l'économie animale, elles provoquent l'absorption de la partie fibrineuse du sang. C'est en effet un fait de physiologie connu de tout le monde que les moyens débilitants ont pour effet de seconder puissamment la résorption des produits assimilables.

L'effet purgatif produit par les eaux de Niederbronn établit une dérivation du côté du tube intestinal, dérivation qui déplace toute espèce d'irritation
ou de congestion siégeant au cerveau. Cette espèce
de révulsion intestinale a sur la révulsion cutanée
le grand avantage de ne pas trop exciter l'activité
des fonctions nerveuses et par conséquent d'être
mieux appropriée au traitement des affections cérébrales. Voici comment s'expriment MM. Trousseau
et Pidoux à ce sujet: « La fluxion sanguine, disent
« ces auteurs[1], que les purgatifs appellent du côté
« des organes digestifs, n'est pas de même ordre,
« pathologiquement parlant, que celle que l'on pro-
« voquerait vers la peau à l'aide d'un large sinapisme
« ou de tout autre moyen irritant. En effet, les irri-
« tations de la peau retentissent sur l'économie d'une
« tout autre manière que les irritations de la mem-
« brane muqueuse digestive, et tandis que les pre-
« mières donnent lieu à une réaction assez forte, les
« autres, au contraire, dépriment plutôt et n'éveillent
« presque pas de sympathies sthéniques. »

L'eau de Niederbronn agirait-elle aussi par l'arsenic qu'elle contient? Nous ne saurions affirmer la
chose. M. Lamare Picquot a publié une série d'observations[2] desquelles il résulterait que la congestion
et l'apoplexie cérébrales proviennent de la grande
masse de cruor dans le sang; cette accumulation de

---

1. *Traité de thérapeutique*, t. Ier, p. 765.
2. *Bulletin de thérapeutique*, 1859.

globules empêcherait la circulation de ce fluide dans les petits vaisseaux de l'encéphale. L'arsenic, que l'auteur a expérimenté sur lui-même, combattrait avantageusement cet état fibrineux du sang.

L'époque à laquelle le régime des eaux peut être suivi chez les apoplectiques n'est pas sans importance; il n'est pas non plus indifférent de savoir si, dans un cas donné, le traitement interne devra être préféré au traitement externe et réciproquement. Voici comment s'exprime M. Durand-Fardel à ce sujet: «Les eaux minérales, dit ce médecin hydro-«logue[1], peuvent être appliquées au traitement des «paralysies à deux époques et sous deux points de «vue différents: soit pendant cette période de retour «et de cicatrisation, soit alors que celle-ci est ache-«vée, c'est-à-dire soit pour hâter et faciliter la répa-«ration des désordres cérébraux, soit pour rappeler «directement les fonctions abolies dans les membres «paralysés.»

Le traitement par la boisson convient mieux dans la période de cicatrisation, tandis que les bains et les douches seront employés de préférence lorsque la réparation des désordres cérébraux sera effectuée. L'emploi des eaux à l'intérieur ne saurait convenir une fois que le kyste, entourant le foyer sanguin, est arrivé à sa dernière période d'évolution, parce que toutes les eaux chargées de sels (si l'on en excepte toutefois la classe des eaux ferrugineuses)

---

1. *Traité des eaux minérales,* p. 667.

ont une action débilitante. A cette période de l'apoplexie les eaux minérales ne peuvent être employées que pour exciter les fonctions abolies du système nerveux; la qualité hyposthénisante des eaux n'aurait d'autre effet que de faire diminuer les forces nerveuses épuisées. Cependant il est vrai de dire qu'au début de leur emploi les eaux thermales sont stimulantes et produisent ce qu'on est convenu d'appeler l'excitation thermale; mais cette action n'est que passagère et n'est, pour ainsi dire, que le prélude de l'effet adynamique produit par les eaux.

La cicatrisation du foyer apoplectique complétement achevée, on s'adressera de préférence à une autre série de moyens, à des stimulants directs du système nerveux comme la noix vomique, le phosphore, ou bien encore à des excitants indirects de ce système. Les douches et les bains rentrent dans cette dernière catégorie de moyens, et ont, selon l'expression de M. Durand-Fardel, un effet excitateur cutané révulsif qui réveille par sympathie l'activité des fonctions nerveuses.

Le travail de cicatrisation n'est, la plupart du temps, complétement achevé qu'un an après l'attaque. On conçoit cependant qu'on ne saurait affirmer que tel est toujours l'intervalle de temps qui sépare l'époque de l'épanchement de celle de la cicatrisation. La quantité de sang épanché, l'âge, le régime suivi par le malade, et d'autres circonstances encore sont autant d'éléments qui influent singulièrement sur la rapidité plus ou moins grande du travail de réparation. Néanmoins, nous adopterons ce terme d'une année comme moyenne.

Mais à quelle époque de la période de cicatrisation convient-il d'administrer les eaux minérales? Les médecins qui s'occupent d'hydrologie ne sont nullement d'accord sur cette question, comme le prouvent d'une manière péremptoire les deux méthodes de traitement en usage dans les établissements où l'on traite les hémiplégiques. Les uns veulent que les malades soient soumis à une cure minérale pour ainsi dire le lendemain de l'hémorrhagie; les autres, au contraire, sont d'avis qu'on attende qu'un certain laps de temps (2, 3, 6 mois) se soit écoulé depuis l'accident. Ces deux manières de voir et d'agir ont chacune leurs avantages et leurs inconvénients. Le traitement immédiat offre les chances de tout traitement employé au début d'une maladie: plus un état morbide est récent, plus la guérison en est facile à obtenir. D'un autre côté, si les eaux sont employées lorsque le foyer apoplectique est encore accompagné d'un état congestif du cerveau (ce qui arrive dans les premiers temps qui suivent l'apoplexie), on court le risque de congestionner l'organe cérébral encore davantage ou même de provoquer une hémorrhagie. Nous avons vu, en effet, que les eaux minérales en boisson, au début de leur emploi, donnent naissance à des phénomènes d'excitation. Un traitement tardif, au contraire, entrepris lorsque le cerveau n'est plus hyperhémié, ne donne pas si facilement lieu à ces accidents. Placé

entre la crainte de voir s'aggraver les lésions exis-
tantes et l'espoir d'une guérison mieux assurée, le
médecin prudent, croyons-nous, devra opter pour la
méthode qui expose le moins le malade aux chances
d'une récidive. Ainsi nous croyons qu'il vaut mieux
traiter les hémiplégiques par les eaux minérales
quelques mois après l'attaque.

Pour nous résumer, nous dirons que le traitement
de l'apoplexie varie beaucoup suivant l'âge même
de la maladie; sous ce rapport on peut établir trois
périodes dont chacune réclame une médication dif-
férente des deux autres. Dans la première période
(période de congestion) il y aurait du danger à employer les eaux minérales soit à l'intérieur, soit à
l'extérieur, de peur d'exciter le cerveau; sa durée
moyenne est de plusieurs mois (de 3 à 6 mois). Dans
la seconde, le travail de cicatrisation continue sa
marche, la tête est moins embarrassée, la céphalalgie et les étourdissements ont disparu; le danger de
voir survenir quelque travail congestif du côté de
l'extrémité céphalique est bien moins grand. C'est
durant cette époque qu'on peut recourir avec le plus
de chances de succès à l'usage de la boisson minérale. Cette période cesse avec la fin du travail de
cicatrisation et se termine un an à peu près après
l'attaque. Enfin dans la troisième et dernière période, la cicatrisation du foyer hémorrhagique étant
complétement achevée, il ne saurait plus être question de favoriser la réparation des désordres cérébraux, et par conséquent le traitement interne n'a

plus sa raison d'être. La seule chose que l'on doive alors essayer, c'est de réveiller directement ou indirectement (par l'emploi des bains et surtout par l'emploi des douches) l'activité des fonctions nerveuses.

La congestion et l'apoplexie du cerveau peuvent se compliquer et coïncider avec d'autres maladies cérébrales, de telle sorte qu'on peut être dans l'embarras de savoir si une cure minérale convient dans certains états morbides donnés. Dans ces cas incertains, le médecin ne saurait certes rien faire de mieux que d'analyser l'état maladif en question, et de voir si quelque symptôme contre-indique l'emploi d'un traitement minéral; on pourra ainsi juger à l'absence ou à la présence de certaines manifestations pathologiques de l'opportunité ou de la non-opportunité d'une cure thermale. Voici, d'après M. C. James, les circonstances qui contre-indiquent tout traitement minéral. «En règle générale, dit cet «auteur, abstenez-vous de recourir aux eaux s'il y «a contracture des membres, pouls dur et plein, «visage fortement coloré, maux de tête ou disposi-«tion aux étourdissements. C'est de même un précé-«dent fâcheux si le malade a fait abus des saignées, «celles-ci ayant pour résultat habituel d'amoindrir «la vitalité, de prédisposer à l'œdème et de mettre «obstacle au retour de la contraction musculaire. » Les eaux sont également contre-indiquées s'il y a fièvre, coma, délire, si l'intelligence est troublée, s'il y a des convulsions et si la sensibilité est excitée.

59ᵉ Observation. — *Apoplexie cérébrale; guérison.*

M. B..., de Nancy, propriétaire, âgé de 67 ans, d'une forte constitution, d'un tempérament sanguin, est frappé d'apoplexie cérébrale en 1858; à la suite de cette attaque, la moitié latérale gauche du corps, ainsi que la langue, restent paralysées; à ces symptômes se joint un certain degré d'affaiblissement de l'intelligence, de la mémoire et de la volonté. M. B... vient à Niederbronn l'année suivante; il y passe trois semaines et fait usage de l'eau sous forme de boisson seulement. Entièrement rétabli quelque temps après avoir quitté Niederbronn, M. B... revient depuis cette époque chaque année à nos eaux, parce que, dit-il, chaque printemps, au mois de mars, il ressent de la lourdeur dans la tête. Nous avons revu M. B... en 1864, à la fin de sa cure; il nous dit que l'eau de Niederbronn lui fait le plus grand bien et que c'est grâce à son emploi qu'il passe les hivers sans accident du côté de l'encéphale.

Cette observation prouve que l'usage interne de notre eau suffit à lui seul pour guérir l'apoplexie cérébrale, à la condition qu'un temps trop long ne se soit pas écoulé depuis l'hémorrhagie.

60ᵉ Observation. — *Apoplexie cérébrale; guérison.*

M. X..., militaire, âgé de 36 ans, d'une forte constitution, d'un tempérament nervoso-sanguin, pas de maladie antérieure. Avant d'être frappé d'une première attaque d'apoplexie cérébrale, M. X... était habituellement constipé et buvait de l'absinthe. En mai 1863, une première hémorrhagie se déclare et se manifeste sous forme de céphalalgie, vertige et délire; elle laisse après elle une hémiplégie gauche occupant les membres inférieur et supérieur, ainsi que le visage du même côté. Le malade est frappé d'une seconde attaque au mois de juillet de la même année; celle-ci se distingue de la précédente par des mouvements convulsifs dans les membres et est suivie de paralysie de la langue. Le malade a souvent fait usage de purgatifs; avant son arrivée à Niederbronn il a pris des pilules composées de scammonée, aloès, calomel et belladone; en dernier lieu il a bu de l'eau de Balarue pendant trois semaines. Nous voyons le malade pour la première fois au mois de juin 1864. La physionomie de M. X... est rouge et congestionnée. Le malade éprouve de la difficulté à parler, ce qui tient non à une paralysie de la langue, mais à ce que M. X... ne peut retrouver les mots qui expriment ses idées; le pouls est agité; le malade traîne la jambe gauche et éprouve de la faiblesse dans le membre supérieur du même côté; la sensibilité est normale. Le malade fait une première saison de trois semaines, s'en retourne chez lui pendant quinze jours, puis revient faire une seconde saison au mois de juillet. A l'emploi de la boisson minérale, nous joignons l'administration de plusieurs douches vers la fin de la deuxième saison. En quittant Niederbronn, M. X... parle couramment; son visage n'est plus aussi coloré; les deux mains sont presque aussi fortes l'une que l'autre; le malade éprouve encore une légère faiblesse dans la jambe gauche, mais, malgré cela, il trouve son état grandement amélioré. Nous revoyons le malade pendant l'été 1865; il nous dit que l'amélioration est si prononcée qu'il se considère comme entièrement guéri.

Le malade étant venu à Niederbronn plus d'un an après l'attaque, nous avons été obligé de seconder la boisson minérale par l'application de quelques douches sur les membres paralysés.

61ᵉ Observation. — *Apoplexie cérébrale; grande
amélioration.*

M. L..., de Strasbourg, 57 ans, tempérament et constitution ordinaires, était occupé de travaux de menuiserie, le
19 mars 1864, lorsqu'une attaque d'apoplexie cérébrale vint
le frapper. L'hémorrhagie est suivie d'hémiplégie du côté
gauche; la paralysie occupe non-seulement le bras et la
jambe de ce côté, mais encore les muscles du visage; la
langue est tournée à gauche. Le malade a perdu la mémoire
de certains mots (aphasie), et ne peut grandement s'occuper. Contrairement à notre prescription, M. L... fait usage de
douches et des bains; ces derniers occasionnent au malade
de la céphalalgie. M. L..., après avoir fait une saison de
quatre semaines, quitte Niederbronn grandement amélioré :
la main gauche, qui était paralysée, est aussi forte que celle
du côté opposé; le malade parle bien, son pouls est bon, sa
langue n'est plus déviée.

Cette observation nous prouve que les bains doivent
être employés avec une grande prudence dans l'apoplexie cérébrale, et que ce n'est que dans les paralysies invétérées qu'ils peuvent être utilisés sans
qu'on ait à craindre des symptômes de congestion
du côté de la tête.

62ᵉ Observation. — *Apoplexie cérébrale grave; légère
amélioration.*

M. O..., employé à la banque de N..., 41 ans, d'une forte
constitution, d'un tempérament sanguin, n'a jamais été
malade avant d'être frappé d'apoplexie (dans le courant de
l'été 1863). Les deux côtés restent paralysés à la suite de

l'attaque, cependant la paralysie est plus prononcée à gauche; dans les débuts, le malade était tellement faible qu'il a été obligé de garder le lit pendant six mois. A son arrivée à Niederbronn (7 août 1864), M. O... ne peut se tenir sur ses jambes; il est obligé de se faire traîner dans une petite voiture à bras. La paralysie, qui était générale dans le principe, est maintenant bornée au côté gauche; le bras paralysé est maigre; la sensibilité, qui était éteinte au début de l'affection, est en partie revenue. Quand le malade sort la langue, on s'aperçoit que la pointe de cet organe est tournée à gauche; la jambe du même côté est faible, cependant le malade peut lui imprimer des mouvements latéraux; de même qu'au bras, la sensibilité est en partie revenue, le membre inférieur est relativement plus fort que le bras du même côté. Dans le principe, les muscles des deux côtés du visage étaient paralysés, actuellement c'est seulement la moitié gauche qui est légèrement atteinte; les aliments restent en dehors de l'arcade dentaire à gauche, les deux commissures labiales sont cependant l'une et l'autre au même niveau; il n'y a point de paralysie des muscles palpébraux et oculaires. Le pouls est faible et petit; M. O... est fortement constipé, la miction est difficile; le malade n'éprouve ni céphalalgie, ni vertige, il dort bien, est frileux, a bon appétit, digère bien, ne tousse pas, n'a pas de battements de cœur, transpire beaucoup, parle difficilement, est content d'être aux eaux et rit pour un rien. — Nous ordonnons au malade la boisson minérale à dose purgative. L'eau seule ne purgeant pas (ce qui tient à un certain degré de paralysie des muscles abdominaux), nous faisons ajouter au premier verre d'eau 15 grammes de sel de seignette; cette eau ainsi additionnée ne produisant que peu d'effet, nous avons recours aux douches ascendantes, qui produisent le résultat désiré. Après plusieurs douches, le malade peut s'aider quand il va à la garde-robe; nous faisons boire l'eau minérale sans autre adjuvant. Vers la fin de la cure, nous ordonnons quelques douches sur *les* membres paralysés. Le malade suit le traitement thermal pendant quatre semaines; il éprouve chaque jour du mieux; au moment de son départ il peut se tenir sur des béquilles, il peut souffler et siffler, ce qu'il ne pouvait pas faire à son arrivée à Niederbronn. Le malade peut mieux s'appliquer aux travaux de l'intelligence, peut mieux remuer bras et jambes, et sent qu'il y a plus de vitalité dans les membres paralysés.

Une recommandation essentielle à faire aux hémiplégiques, c'est celle de ne pas boire une trop grande quantité d'eau. Les paralysés, suite d'apoplexie, sont obligés plus que les autres malades de suivre au pied de la lettre les conseils d'un médecin compétent.

Voici une observation qui vient à l'appui de ce que nous avançons :

63ᵉ Observation. — *Hémiplégie gauche, indigestion d'eau minérale; aggravation.*

M. V..., de Paris, 57 ans, constitution et tempérament ordinaires, légère attaque d'apoplexie il y a deux ans; il y a six mois, à la suite d'excès, seconde attaque, langue pesante, hémiplégie de tout le côté gauche, le mouvement seul est atteint, chute de la commissure labiale du côté droit, bon appétit, toutes les autres fonctions s'exécutent normalement. M. V... s'avise un beau matin de prendre neuf verres d'eau minérale; cette quantité d'eau ne passant pas, ne purgeant pas, occasionne au malade, quelques heures après, de la céphalalgie, de la lourdeur de la langue, symptômes dus évidemment à un transport du sang vers le cerveau. Le malade, découragé, quitte Niederbronn.

Nous allons donner quelques chiffres tirés du *Rapport sur les établissements thermaux pour les années 1851 et 1852* (p. 150), qui donneront une idée du degré de curabilité de la congestion et de l'apoplexie cérébrales par l'emploi de l'eau de Niederbronn:

23 malades atteints de congestion de tête ont offert 3 guérisons, 5 améliorations très-marquées, 7 simples améliorations, 4 améliorations faibles, 2 cas sans changement aucun, et 2 avec aggravation du mal.

21 cas d'apoplexie présentent 1 guérison, 4 améliorations marquées, 8 améliorations, 4 améliorations faibles, 4 cas avec un peu ou point de changement. Ces résultats obtenus font voir que l'on peut tirer de grands avantages du traitement minéral dans l'état congestivo-apoplectique, et qu'on peut ranger la médication hydro-minérale parmi celles qui réussissent le mieux dans ce genre d'affections.

Il est essentiel, avant de terminer ce chapitre, de dire un mot de la congestion et de l'apoplexie spinales, non-seulement parce que ces dernières ont des caractères communs avec l'hyperhémie et l'hémorrhagie du cerveau, mais encore parce que ces affections peuvent se compliquer l'une l'autre.

64e Observation. — *Congestion céphalo-spinale; amélioration.*

Le père D..., rédemptoriste des environs de Metz, d'une quarantaine d'années, d'un tempérament sanguin, d'une

forte constitution, est sujet depuis quelque temps à des vertiges, éblouissements, lumières, bourdonnements d'oreilles.
Le malade ne peut s'appliquer au travail; il se plaint de pesanteur et de chaleur dans la région de la moelle, éprouve
de la langueur dans les membres, du fourmillement dans les
jambes; il est, en outre, constipé et digère difficilement. Le
père D... prend la boisson pendant trois semaines et quitte
notre établissement, le 16 août 1864, très-content de sa
cure.

65e Observation. — Apoplexie spinale; grande
amélioration.

Mlle D. Sp..., de R., 58 ans, ancienne cuisinière, constitution et tempérament moyens, chlorotique dans son jeune
âge, n'est plus réglée depuis cinq ans. Quelques années
avant la cessation des menstrues, Mlle Sp... ressentait à
chaque époque de la douleur et de la chaleur dans la région
lombaire, sans que l'hyperhémie fût poussée au point de produire de la faiblesse dans les membres inférieurs. La malade
a éprouvé passagèrement de la douleur et de la chaleur dans
la nuque, occasionnant de la raideur dans les muscles du
cou. L'âge critique étant arrivé, Mlle Sp... éprouvait chaque
mois de la douleur et de la chaleur dans les lombes, symptômes d'un état congestif assez prononcé cette fois pour
produire une paralysie incomplète des membres inférieurs. La sensibilité n'était pas atteinte, et la paralysie, de
même que la congestion, n'était que passagère. Depuis cette
même époque, la malade a plusieurs fois perdu d'énormes
quantités de sang par les vaisseaux hémorrhoïdaux; elle s'est
chaque fois mieux trouvée à la suite de ces pertes.

Mlle D. Sp... arrive à Niederbronn le 7 août 1864. Elle
se plaint de douleurs lombaires s'étendant aux nerfs sacrés;
en appuyant sur les apophyses épineuses des vertèbres des

lombes, la malade éprouve de la douleur, la pression sur les côtés des apophyses n'est pas sensible; en comprimant la peau au niveau de l'angle sacro-vertébral et du trochanter gauche on fait également souffrir la malade. Les douleurs lombaires sont aussi spontanées; elles ne sont pas influencées par un changement de temps. Depuis deux mois, la malade éprouve des douleurs continuelles plus fortes que jamais. Mlle Sp... souffre en marchant; la jambe gauche est plus éprouvée que celle du côté opposé; la malade ne peut s'en servir qu'en appuyant sur la pointe du pied. Mlle Sp... fait une saison de trois semaines; elle prend l'eau à dose purgative, se baigne chaque jour, mais ne peut supporter les douches, qui ne font qu'augmenter l'état congestif des lombes et des extrémités inférieures. A son départ Mlle Sp... éprouve une grande amélioration : elle marche bien mieux, ne sent plus qu'un peu de raideur dans les jambes; la pression au dos n'est plus douloureuse.

Les eaux minérales peuvent être employées non-seulement dans la congestion et dans l'apoplexie cérébrales, mais encore dans d'autres maladies de tête.

On peut dire d'une manière générale que toute maladie du cerveau en voie d'amélioration sera avantageusement traitée par les eaux. C'est ainsi que le traitement thermal est employé avec des chances de succès dans la commotion cérébrale légère, dans l'encéphalite chronique commençante, etc., pourvu que la marche de ces affections soit rétrograde, parce qu'il est probable que dans ces cas on a affaire à quelque lésion facile à résoudre; tels sont les épanchements séreux ou sanguins et les inflammations chroniques de médiocre intensité.

66ᵉ Observation.

M. L...., de Sarreguemines, a été atteint, en 1849, d'une méningite suraiguë à la suite de laquelle le malade a perdu la mémoire. Cette faculté est revenue après une saison à nos eaux.

67ᵉ Observation.

Mˡˡᵉ X..., institutrice, a eu, il y a deux ans, une méningite assez grave qui s'est terminée par l'apparition d'abcès auriculaires. Depuis cette époque Mˡˡᵉ X... a gardé une rougeur érysipélateuse au front, elle éprouve des maux de tête, de la somnolence, du vertige, par moments des bourdonnements d'oreilles, la mémoire est affaiblie, les travaux de l'intelligence fatiguent la malade; les trois premiers doigts de la main droite sont incomplétement paralysés (paralysie du mouvement et du sentiment); l'éminence thénar de la même main est atrophiée. La malade prend pendant quatre semaines la boisson à dose purgative; elle se fait aussi administrer des douches sur le membre paralysé. Au moment de son départ, elle trouve une grande amélioration dans l'état de sa santé.

NOSOMANIE.

« La nosomanie ou hypochondrie est une sorte de « monomanie triste, caractérisée par une préoccupation excessive et presque incessante de la santé « et dans laquelle des individus bien portants ou « atteints seulement d'une affection légère se croient « en proie à une maladie grave et voués à une mort « certaine et plus ou moins imminente.

« L'hypochondrie est donc, comme l'a dit avec
« raison M. le docteur Michéa, l'exagération, l'exal-
« tation du besoin de la conservation[1]. » La nosomanie est idiopathique ou sympathique ; le délire
nosomaniaque constitue toute la maladie ou bien il
est greffé sur une autre affection.

Les eaux de Niederbronn conviennent parfaitement dans la nosomanie qui se rattache à l'une des
maladies que l'on traite avantageusement à nos
thermes : c'est ainsi que l'hypochondrie, qui tient à
une affection du tube digestif, celle qui est occasionnée par la pléthore cérébrale, etc., pourront être
sinon guéries, du moins améliorées par les eaux de
Niederbronn. Le régime thermal ne convient-il pas
dans la nosomanie exclusivement nerveuse, dans
celle où tous les organes sont sains ? Certes le changement dans les habitudes (changement de régime,
absence d'occupations, de travaux intellectuels,
séjour dans les montagnes, mouvement en plein air)
qui fait partie de tout traitement minéral, pourra
dans beaucoup de circonstances avoir une heureuse
influence sur la marche de la maladie ; mais comme
un voyage peut produire des résultats aussi, sinon
plus avantageux, on ne pourra entièrement mettre
sur le compte du traitement minéral l'amélioration
produite dans les cas de cette espèce.

Le traitement de la nosomanie avec lésion maté-

---

1. *Traité de pathologie,* par M. le professeur Grisolle. Paris,
V. Masson, 1852. Tome II, page 679.

rielle varie suivant l'affection qui accompagne l'hypochondrie ; mais le traitement moral est invariable. Le médecin et les gens qui entourent le malade devront le consoler ; jamais l'hypochondriaque ne devra être contrarié en quoi que ce soit ; jamais on ne le traitera de malade imaginaire, on écoutera ses doléances avec la plus grande attention , on tâchera de procurer au malade des distractions.

Les établissements thermaux où les plaisirs sont nombreux et variés conviendront souvent mieux que ceux où les malades sont abandonnés à eux-mêmes et ne trouvent pas de quoi s'égayer et se distraire. Ainsi dans bien des cas Hombourg (moins son tapis vert) , Kissingen , devront avoir la préférence sur Niederbronn. Sous le rapport des amusements notre station est en voie de progrès ; l'administration locale, animée des meilleures intentions, fait tout son possible pour gratifier les baigneurs de tous les plaisirs que l'exiguïté de ses ressources lui permet de procurer.

MALADIES DES YEUX.

L'amblyopie ou amaurose congestive est la seule maladie des yeux que le régime thermal modifie d'une manière avantageuse.

L'amblyopie a été divisée en oculaire et en cérébrale. Tantôt, en effet, la maladie est caractérisée

par un état hyperhémique ou par un état inflammatoire de la choroïde , d'autres fois l'amaurose tient à
une hyperhémie ou à une hémorrhagie du cerveau,
occupant le point d'origine ou bien le trajet intracrâ-
nien du nerf optique. Dans les deux cas les eaux de
Niederbronn conviendront; mais le régime minéral
aura moins de prise sur la maladie si la lésion de
la choroïde a provoqué un décollement de cette membrane, ou bien si elle a donné lieu à un travail
d'exsudation de matières fibro-albumineuses.

68e OBSERVATION. — Scléro-choroïdite double;
grande amélioration.

Mme A...., âge critique, tempérament nerveux, constitution
ordinaire, myope, a beaucoup lu et beaucoup chiffré. Depuis
quinze mois, Mme A... souffre des yeux et s'en plaint encore
davantage depuis un mois, depuis qu'elle a eu le malheur
de perdre sa fille. A l'ophthalmoscope, on constate une
scléro-choroïdite double avec localisation près de la macule
et épanchement sanguin entre la rétine et la choroïde; cet
état a déterminé une diminution notable de l'acuïté de la
vue. La malade est en outre constipée; toutes les autres
fonctions s'exécutent bien. Nous ordonnons à la malade la
boisson à dose purgative, ainsi que des douches révulsives
sur les membres inférieurs. La malade quitte Niederbronn
trouvant un grand mieux dans son état; elle éprouve surtout
moins de chaleur dans les yeux.

69e OBSERVATION. — Amblyopie, pléthore cérébrale;
amélioration.

Mme la baronne de X..., de Paris, d'une forte constitution,
d'un tempérament nervoso-sanguin, 56 ans, se plaint depuis

quelques années de ce que le sang lui monte à la tête. La malade éprouve en outre du trouble dans la vision ; elle est constipée et se sent oppressée. Elle vient depuis quatre ans à Niederbronn, ne prend que la boisson et quitte chaque fois notre établissement trouvant de l'amélioration dans son état.

70ᵉ Observation. — *Amblyopie, pléthore cérébrale ; amélioration.*

M. S..., de Paris, 60 ans, ancien militaire, forte constitution, tempérament sanguin, est sujet depuis quinze ans à des maux de tête dus à un état hyperhémique du cerveau et éprouve, depuis cette même époque, tous les symptômes d'une amblyopie de même nature. Depuis les débuts de son mal, M. S... vient chaque année à Niederbronn et fait une saison en prenant l'eau sous forme de boisson seulement ; le malade éprouve toutes les fois une grande amélioration dans son état quelque temps après avoir quitté notre localité ; le mieux dure pendant plusieurs mois.

71ᵉ Observation. — *Choroïdite chronique ; amélioration.*

M. X..., de Paris, homme de lettres, 64 ans, constitution ordinaire. Il y a quelques années, sous l'influence de son tempérament essentiellement nerveux et à la suite de travaux excessifs, le malade contracta une choroïdite double chronique. Différentes causes accidentelles ont déterminé chez M. X..., il y a six mois environ, une attaque de congestion cérébrale se manifestant sous forme de pesanteur, d'embarras de la langue, accompagnée de titubation et d'une légère paralysie des troisième et quatrième doigts de la main droite. La congestion, prise à temps, a cédé, au bout de deux, trois jours, à un traitement approprié. M. X... trouve une grande amélioration dans l'état de ses yeux à la suite de l'emploi de l'eau de Niederbronn sous forme de boisson.

72ᵉ Observation. — *Diplopie de nature hémorrhagique;*
guérison.

M. de X..., de Gorze (Moselle), 50 ans, bonne constitution,
bon tempérament, attaque d'apoplexie cérébrale, le 8 mai
1864, se manifestant sous forme de diplopie et d'hémiplégie
occupant le côté gauche; la commissure labiale du côté droit
tombe. M. de X... fait une première cure en 1864 (prend les
eaux à l'intérieur), une seconde cure l'année suivante; après
cette dernière cure, le malade a été entièrement guéri.

Dans ce cas la diplopie était probablement due à
une hémorrhagie occupant les tubercules quadriju-
meaux du côté droit.

MALADIES DES OREILLES.

Les affections auriculaires sont nombreuses et
variées; elles se divisent naturellement en maladies
de l'oreille externe, de l'oreille moyenne et de
l'oreille interne. L'otorrhée purulente est la seule
affection de l'oreille externe que nous ayons traitée
avec succès.

73ᵉ Observation. — *Otorrhée; amélioration.*

M. V. d'A..., 35 ans, depuis une dizaine d'années, otorrhée purulente venue à la suite d'une affection cérébrale.
M. d'A... qui n'a jamais rien employé contre cet état morbide,
se trouve très-bien de l'emploi de l'eau de Niederbronn à l'intérieur; l'écoulement est si peu abondant et si ténu, que, au
moment de son départ, le malade se considère comme guéri.

Nous n'avons pas employé les eaux dans les affections de l'oreille moyenne.

Nous nous sommes bien trouvé de l'emploi des eaux de Niederbronn (sous forme de boisson et de douches chaudes administrées sur les régions mastoïdiennes) dans les cas de surdité dus à une congestion ou bien à une inflammation chronique de nature rhumatismale de l'oreille interne. La surdité et les bourdonnements étant les seuls symptômes par lesquels se révèlent les maladies de l'oreille interne, il est essentiel de poser un diagnostic précis, et à cet effet on examinera toutes les parties de l'appareil auditif. On commencera par l'oreille externe. L'accumulation de cérumen dans le conduit auditif ou bien la présence d'un polype nous rendront parfois compte des symptômes éprouvés par les malades. Puis on examinera la gorge, qui très-souvent est atteinte d'inflammation, en même temps que les trompes d'Eustache, la phlogose s'étendant fréquemment de l'arrière-gorge aux trompes. Le cathétérisme de la trompe avec insufflation d'air nous démontrera si ces conduits sont atteints d'inflammation avec production de mucosités; dans ces cas l'insufflation fait percevoir un gargouillement caractéristique. Si ces investigations donnent des résultats négatifs, on pourra en conclure que l'on a affaire à une affection de l'oreille interne.

L'oreille interne est parfois désorganisée par des produits étrangers, tels que tubercules; cette espèce de surdité s'observe très-souvent chez les phthisiques.

Les causes de la maladie, leś antécédents, la profession du malade mettront facilement sur la voie. C'est ainsi que, par exclusion, on arrivera facilement à diagnostiquer une surdité de nature rhumatismale.

SCROFULE.

Les manifestations de la scrofule sont nombreuses et se montrent sous forme d'engorgements ganglionnaires, d'ulcères, d'abcès, de gonflement et de carie des os, de périostite, de phlegmasie chronique des yeux, du nez, des conduits auditifs.

Quoique ces lésions de l'affection scrofuleuse soient multiples, on ne peut pas dire que les unes succèdent aux autres, on ne peut, par conséquent, pas non plus diviser la maladie en périodes distinctes : c'est ainsi qu'un symptôme grave ou plutôt une des formes graves de la maladie n'a pas toujours été précédée d'une lésion de peu d'importance, elle peut survenir d'emblée. Les auteurs admettent différentes formes morbides, variables pour chaque pathologiste; un examen attentif suffit pour les ramener à deux :

1° La forme bénigne, comprenant les affections des muqueuses et du système lymphatique;

2° La forme grave, dans laquelle on peut faire rentrer les lésions des os et des articulations.

Les eaux chloro-iodo-bromées sont souveraines dans l'affection scrofuleuse. Elles peuvent être divisées en fortes et en faibles ; Niederbronn appartient à cette dernière classe et convient dans les cas de scrofule bénigne. Les bains de mer, Kreutznach, etc., au contraire, conviennent dans les formes rebelles.

Les eaux minérales sont principalement employées en bains. Dans plusieurs établissements d'eaux chlorurées, on renforce l'action des bains par l'addition d'eaux-mères des salines, ce qui contribue à augmenter fortement la puissance thérapeutique de ceux-là. Les eaux ferrugineuses sont employées comme cure complémentaire, quand il s'agit de reconstituer la composition chimique du sang.

La scrofule tenant à un défaut dans l'acte nutritif, les eaux salines remédient à cet état, en favorisant l'échange moléculaire et en donnant pour ainsi dire un coup de fouet au sang dont il accélère la circulation. Il faudrait suspendre l'emploi de l'eau minérale soit à l'intérieur, soit à l'extérieur, dans les cas où un ganglion, une tumeur ou quelque autre partie entrerait en suppuration.

MALADIES DES ORGANES GÉNITAUX DE LA FEMME.

Les eaux de Niederbronn pourront être employées dans la leucorrhée, dans la dysménorrhée, dans la congestion utérine, dans la métrite chronique, dans le phlegmon péri-utérin. Dans la leucorrhée, qu'elle soit vaginale ou utérine, on emploiera les bains minéraux froids et encore mieux les bains de siége, ces derniers n'ayant pas l'inconvénient d'affaiblir les malades. Les injections seront d'utiles adjuvants des bains ; la leucorrhée tenant à un état de faiblesse de l'appareil génital, la boisson ne saurait produire des résultats avantageux. — Dans les cas de dysménorrhée nous nous sommes bien trouvé des eaux de Niederbronn employées sous forme de bains et de boisson, lorsque la difficulté de l'écoulement menstruel tenait à la rigidité de l'utérus. — La congestion utérine sera avantageusement traitée par l'eau de Niederbronn, prise à l'intérieur. «Les sources minérales « de Kissingen, dit le docteur Scanzoni [1], de Said-«schütz, de Pullna, de Marienbad et une foule « d'autres du même genre, n'agissent sur l'utérus «malade que par leurs propriétés purgatives. La dé-«rivation produite sur le tube digestif par l'emploi «des eaux minérales, continué pendant plusieurs «semaines, régularise la circulation des organes con-«tenus dans le bassin et diminue les incommodités «produites par la stase sanguine chronique, cause «de l'hyperhémie de l'utérus et de ses annexes.» — La métrite chronique sera traitée par les eaux employées sous forme de boisson et de bains de siége. Pour que le liquide du bain touche le col de la matrice, on donnera à la malade un spéculum de bain qu'elle maintiendra dans le vagin ; de cette manière le li-

---

1. *Du traitement de la métrite chronique par les eaux minérales,* Vienne, 1863. Voy. *Revue d'hydrologie* du 15 juin 1865.

quide minéral pourra se mettre en contact avec l'u-
térus. Les bains chauds ne seront pas employés
chez les malades d'une faible constitution, chez
celles qui sont disposées aux hémorrhagies, ou dont
l'appareil génital est doué d'une vive sensibilité. On
n'emploiera les eaux que dans les affections essentiellement chroniques. «On ne verra pas toujours,
«dit le docteur Scanzoni, et dans tous les cas de
«métrite chronique, des résultats favorables suivre
«l'emploi de ces eaux; il y a, au contraire, des cas
«où ces sources n'ont produit qu'une action nuisible.
«L'observation nous a démontré que ces insuccès se
«rencontrent surtout dans les cas récents lorsque
«l'utérus et ses annexes sont sensibles au toucher,
«et que de légers mouvements fébriles apparaissent
«de temps en temps, dénotant ainsi une marche
«subaiguë. C'est dans ce cas que les eaux minérales
«salines et amères, comme, du reste, les purgatifs en
«général, produisent une aggravation de tout l'en-
«semble des symptômes morbides.»
Dans les cas de phlegmon péri-utérin on emploiera
les eaux de Niederbronn, sous forme de boisson et
de bains. Les eaux de Niederbronn pourraient-elles
être opposées aux affections granuleuses et ulcé-
reuses du col? C'est ce que nous ne saurions dire.

AGE CRITIQUE.

Les eaux de Niederbronn se sont acquis une juste réputation dans le traitement des accidents qui suivent l'âge critique. L'économie de la femme ayant été habituée pendant de longues années à des pertes utérines, la suppression des règles donne lieu à un état de pléthore général. Selon les prédispositions individuelles cet état pléthorique se portera sur le cerveau, sur les yeux, sur la peau, etc. Les eaux de Niederbronn étant des eaux décongestionnantes par excellence, on s'explique par là même leur utilité dans une affection tenant à un état hyperhémique.

74ᵉ Observation. — *Age critique, congestion pulmonaire et cérébrale, constipation; amélioration.*

Mᵐᵉ Henri S..., âge de retour, bonne constitution, tempérament nervoso-sanguin, figure empourprée, a eu dans sa jeunesse une fièvre typhoïde. Depuis que les règles ont cessé de se montrer, par moments chaleur de poitrine (n'a jamais craché de sang); d'autres fois, éblouissements, vertiges, crises se manifestant sous forme de secousses et de cris, tête chaude, constipée (une selle tous les deux jours), hémorrhoïdes fluantes, digestions bonnes, pas de soif, sommeil parfois agité. Ord. : Boisson ; amélioration.

75ᵉ Observation. — *Age critique, pléthore cérébrale, constipation..*

Le 9 juillet 1865.

Mᵐᵉ B..., du dép. de la Moselle, obèse, forte constitution, tempérament moyen, vie sédentaire, n'a jamais été malade, fausse couche il y a deux ans et demi; depuis un an n'est plus réglée; à partir de cette époque, céphalalgie, constipation, sueurs abondantes, quelquefois vertiges, toutes les autres fonctions s'exécutent d'une manière normale. La malade se trouve mieux de l'emploi de l'eau de Niederbronn sous forme de boisson.

OBÉSITÉ, POLYSARCIE, ADIPOSE, HYPERTROPHIE DU TISSU CELLULO-GRAISSEUX[1].

L'obésité arrivée à un certain degré d'intensité est une affection sérieuse, le fait ne saurait être mis en doute. La gêne que l'accumulation de graisse apporte dans l'exécution de la plupart des fonctions, la possibilité du développement de diverses maladies du cœur, consécutivement à l'obésité, nous prouvent que la polysarcie est un état morbide qui doit être combattu par les moyens de l'art et de l'hygiène.

Le développement de cellules adipeuses a pour conséquence l'augmentation du nombre des vaisseaux sanguins; cette accroissance de vascularité, de son côté, engendre différentes altérations du cœur. Ainsi Chambers[2] sur cinquante-sept obésiques dont il a fait l'autopsie a trouvé sept fois le cœur bien portant, dans cinq cas il y avait hypertrophie sans dilatation, huit fois hypertrophie avec dilatation, vingt-six fois dilatation seulement, onze fois atrophie, seize fois

---

1. *De l'obésité et de son traitement,* par le Dr de Langenhagen. Paris, 1859.
2. *Lond. Journ of Med.* Decbr. 1850.

accumulation de graisse au cœur. Tantôt on a trouvé un dépôt de cellules graisseuses à la base du cœur, d'autres fois une dégénérescence de la partie charnue de cet organe produite par des amas de graisse amorphe, enfin dans d'autres cas les deux altérations ont été rencontrées simultanément.

« Les purgatifs sont un des meilleurs moyens de « produire, comme on dit, l'écoulement de la graisse. « Nous avons usé quelquefois avec avantage des « eaux minérales laxatives (notamment de celles de « Niederbronn et de Hombourg) prises avec suite et « modération ; car si l'action purgative continue est « nécessaire, elle exige d'être surveillée sous peine « de susciter de fâcheuses complications[1]. »

76e Observation. — Obésité ; amélioration.

M B..., de M..., 60 ans, forte constitution, tempérament lymphatico-sanguin, ancien commerçant, obèse depuis dix-neuf ans, vient à Niederbronn depuis cette époque, prend chaque année la boisson et des bains, le mieux dure d'une saison à l'autre. L'obésité s'étant développée, depuis un an, au point de produire de la faiblesse dans les battements du cœur et d'occasionner un asthme cardiaque, nous faisons suspendre les bains et n'ordonnons que la boisson.

77e Observation. — Obésité, pléthore cérébrale ; amélioration.

M. de L..., de Paris, ancien militaire, forte constitution,

---

1. *Précis des maladies du cœur*, par M. le professeur Forget. Paris, 1851, page 266.

tempérament sanguin, obèse, a le sang porté à la tête, vient à Niederbronn depuis huit ans, ne prend l'eau que sous forme de boisson et trouve après chaque saison du mieux dans son état. En quittant Niederbronn, M. de L... pèse 25 livres de moins qu'au moment de son arrivée.

78e Observation. — *Obésité; amélioration.*

M. X..., 55 ans, forte constitution, tempérament ordinaire, souffre des progrès d'une obésité qui rend les mouvements du corps difficiles et les opérations physiologiques de la digestion et de la respiration imparfaites. La respiration est courte, bruyante, suffocante pendant le sommeil; ce dernier survient à chaque instant dans le jour, surprend M. X... dans toutes sortes de circonstances. Les digestions sont mécaniquement entravées; les selles sont très-difficiles, l'appétit est médiocre, les transpirations fréquentes. Nous ordonnons au malade la boisson, à dose purgative, ainsi que des bains chauds; le malade, ne présentant pas de disposition à la congestion cérébrale, supporte facilement les bains, qui lui font le plus grand bien. Le malade quitte Niederbronn au bout de trois semaines de cure, trouvant un grand mieux dans son état.

RHUMATISME.

Le rhumatisme occupe ordinairement soit les muscles, soit les articulations, soit les nerfs; il est aigu ou chronique, chronique d'emblée ou bien il succède à la forme aiguë. Les viscères peuvent également être le siége du rhumatisme; la tête même peut en être affectée.

Il existe encore d'autres variétés du rhumatisme;
ce sont les rhumatismes noueux, goutteux et blennorrhagique. Une division importante au point de
vue du traitement est celle qui établit trois degrés
dans le rhumatisme: la forme légère, la forme grave
et la forme de moyenne intensité.

Les affections rhumatismales ne devront pas être
confondues avec les névralgies, le traitement thermal convenant dans celles-là et non dans celles-ci.

Les moyens employés dans les établissements de
bains contre le rhumatisme sont nombreux. Nous
avons d'abord les bains d'eau minérale, simples ou
avec addition d'eaux-mères, les bains de vapeur,
les douches d'eau minérale générales ou locales, les
douches de vapeur, les douches écossaises, les
bains d'eaux minérales, le petit-lait, enfin les fric-
tions, le massage.

« Nous savons que le traitement du rhumatisme,
« dit M. Durand-Fardel, considéré en lui-même, con-
« siste essentiellement à développer un état de sur-
« activité dans les fonctions de la peau, et que la
« chaleur en est l'agent par excellence. Cela suffit
« pour indiquer que toutes les eaux minérales à tem-
« pérature élevée conviennent dans le rhumatisme.
« Aussi ont-elles toutes été préconisées dans le trai-
« tement de cette affection. Comme il est possible
« d'élever à n'importe quelle température des eaux
« froides, on comprend que toutes les eaux minérales
« munies d'appareils balnéaires suffisants ont pu re-

«vendiquer cette médication[1].» Les bains stimulent l'activité cutanée, augmentent les sécrétions de la peau, excitent la circulation capillaire, et sollicitent par cela même la résorption des exsudats fibrineux.

Avant d'envoyer un rhumatisant à une station thermale, il importe de s'informer du climat du lieu où l'on veut l'adresser. Les personnes atteintes de rhumatisme devront être envoyées dans une localité où la température est invariable. Ainsi en général on conseillera plutôt les stations à faible altitude, la température atmosphérique étant excessivement variable dans les lieux situés sur le sommet des hautes montagnes.

A Niederbronn le climat est assez constant; les soirées des mois d'août et de septembre étant parfois fraîches, nous conseillons aux rhumatisants de venir plutôt en juin et en juillet.

Toutes les eaux minérales ayant produit des résultats avantageux dans le rhumatisme, il est essentiel de savoir dans quels cas on emploiera plutôt telle eau minérale que telle autre. Ce qui guide principalement le médecin dans ces cas, ce sont les complications. Ainsi les rhumatisants à tempérament nerveux se trouveront mieux des eaux chimiquement indifférentes, telles que Plombières, Wildbad, Luxeuil, Bains, etc. Lorsqu'à Niederbronn, il nous vient des personnes nerveuses atteintes de rhuma-

---

1. *Annales de la Société d'hydrologie*, 1860-1861, page 54. Discours de M. Durand-Fardel.

tisme, nous ne leur faisons prendre que la boisson ; nous avons eu l'occasion de constater cliniquement l'efficacité de cette méthode. Chez les personnes chlorotiques ou sujettes à des transpirations profuses on se trouvera bien des eaux ferrugineuses. Chez les personnes lymphatiques on emploiera les eaux chlorurées telles que Wiesbaden, Salins, Bourbonne, Kreutznach, Niederbronn, etc. En cas de complication dartreuse, on donnera la préférence aux eaux sulfureuses.

Voici, du reste, ce que nous apprend la pratique près des eaux thermales. Le rhumatisme chronique succédant au rhumatisme aigu guérit plus facilement que celui qui est chronique d'emblée. Dans le rhumatisme généralisé on préférera employer les bains, dans le rhumatisme local on insistera davantage sur les douches. Le torticolis rhumatismal ne guérit bien que lorsqu'il est récent ; lorsqu'il est ancien, lorsqu'il a déformé les articulations des vertèbres du cou, il est plus difficile d'en obtenir la guérison.

Voici un cas de rhumatisme musculaire ayant occasionné la diplopie, dans lequel nous nous sommes bien trouvé des eaux de Nieberbronn.

79ᵉ Observation.

M. D..., de Ch... (Vosges), faible constitution, tempérament moyen, 32 ans, arrive à Niederbronn le 29 mai 1865. Le malade nous raconte qu'au mois d'avril dernier, à la suite d'un refroidissement provoqué par un vent violent du soir, il se réveilla le lendemain matin voyant double. Différents traitements ont été employés sans succès. M. D... ne peut tourner à gauche l'œil gauche, ce qui tient à une paralysie du muscle droit externe. L'état paralytique étant survenu instantanément et ayant été occasionné par le froid, nous en concluons que nous avons affaire à une faiblesse, à une paralysie musculaire de nature rhumatismale. Nous ordonnons au malade la boisson et des douches chaudes à colonne (n° 1) sur la région temporale gauche. Le malade suit le traitement thermal pendant quatre semaines, au bout desquelles M. D... nous dit qu'il ne voit plus double et que sa vue est absolument ce qu'elle était avant la maladie. Nous constatons par nous-même que la contractilité est revenue dans le muscle paralysé.

Nous nous sommes bien trouvé de l'emploi de nos eaux dans le rhumatisme noueux commençant. Dans le rhumatisme blennorrhagique on s'est bien trouvé des eaux de Wiesbaden; il est probable que Niederbronn, appartenant à la même classe, conviendrait également. Les viscéralgies rhumatismales ont été traitées avantageusement par les eaux de Plombières; enfin dans le rhumatisme cérébral chronique les eaux minérales n'ont pas été employées, que je sache. Les eaux de Niederbronn, convenant dans le rhumatisme et la goutte, sont également employées avec avantage dans le rhumatisme goutteux; il n'en est pas de même des eaux sulfureuses, qui sont essentiellement contre-indiquées dans cette variété rhumatismale.

Les avis sont partagés quant à la question de savoir si les eaux minérales conviennent dans les affections chroniques du cœur de nature rhumatismale. Dans la péricardite et l'endocardite avancées les bains ne sauraient être recommandés, ceux-ci provoquant de l'oppression.

Dans les affections commençantes on se trouvera bien de bains; nous allons rapporter une observation qui confirmera notre opinion.

80° OBSERVATION. — *Endocardite de nature rhumatismale; grande amélioration.*

M. X..., frère de la Doctrine chrétienne de R..., 22 ans, constitution et tempérament moyens, rhumatisant dans son jeune âge. Au commencement de l'hiver 1864, affection rhumatismale aiguë; toutes les articulations sont prises, même celles de la colonne vertébrale et de la mâchoire inférieure; dès les premiers jours de la maladie, le rhumatisme s'est porté au cœur. Au mois de décembre, convalescence; depuis cette époque M. X... sent de temps à autre de légères atteintes de son mal, l'affection cardiaque a persisté malgré l'emploi des médicaments. Lorsque nous voyons le malade pour la première fois (26 juin 1865), nous constatons un bruit de souffle très-manifeste au premier temps avec légère hypertrophie du ventricule gauche; le malade transpire difficilement. Nous ordonnons la boisson et les bains à 35° centigrades. M. X... quitte Niederbronn le 22 juillet, trouvant son état sensiblement amélioré.

Dans les affections de moyenne intensité on n'ordonnera que les demi-bains. Quant à la boisson, elle pourra être employée dans tous les cas.

7

GOUTTE.

Nous devons une mention toute particulière au traitement de la goutte par les eaux de Niederbronn, car c'est en guérissant Philippe de Hanau d'une affection goutteuse que notre établissement s'est acquis un protecteur qui a beaucoup fait pour la réputation de nos eaux.

Voici comment Braun s'explique l'efficacité des eaux de Wiesbaden (Niederbronn, avons-nous dit, appartient au même groupe) dans la goutte.

«L'augmentation de la quantité d'eau ingérée «tient mieux en dissolution les éléments coagulables «et cristallisables, facilite la circulation, accélère la «métamorphose moléculaire et augmente l'activité «des sécrétions.

«L'ingestion d'une plus grande quantité de sels «alcalins, surtout de sel marin, dilue les combinai-«sons azotées, augmente, d'après Poggiale, le nombre «des globules sanguins, diminue, d'après Nasse, le «volume de ces derniers, et, d'après Henle, s'op-«pose à ce qu'ils s'agglutinent.

«La richesse du sang en soude est surtout déter-«minée par le sel marin, et une plus grande inges-«tion de ce dernier augmente son pouvoir de trans-«former l'excès d'acide urique et d'urate de soude «acide en urate de soude neutre, qui est beaucoup «plus soluble. De plus, d'après B. Jones, le sel marin «contribue encore à tenir en dissolution l'urate

« d'ammoniaque et à le faire expulser par les reins.

« L'ingestion d'une plus grande quantité de sels
« métalliques, surtout du fer, favorise la formation des
« globules sanguins et par suite l'absorption de l'oxy-
« gène, qui, à son tour, détermine la transformation
« de l'acide urique en urée.

« L'ingestion d'une plus grande quantité de sels
« terreux, comme le chlorure de calcium, le carbonate
« de chaux, paraît moins avoir pour suite un change-
« ment chimique de la composition du sang qu'une
« influence favorable sur la nutrition et une forma-
« tion plus abondante de cellules. »

81ᵉ OBSERVATION. — *Goutte; amélioration.*

M. H..., de R..., avocat, 59 ans, forte constitution, tempérament sanguin, arrive à Niederbronn le 4 août 1864.
M. H... nous raconte qu'il souffre de la goutte depuis vingt
ans; la maladie n'est pas héréditaire; M. H... n'a jamais
eu d'autre maladie. Tous les quinze, dix-huit mois, le malade
a un accès qui dure trois mois; M. H... n'a jamais consulté
de médecin, mais a fait une saison à Luxeuil et n'en a rien
éprouvé.

Les doigts des deux mains sont affreux à voir, d'une dif-
formité épouvantable; on remarque les cicatrices d'ouvertures fistuleuses par lesquelles s'est écoulée une matière blanche
ayant l'apparence d'une pâte. Les pieds, de même que les
mains, sont très-difformes. M. H... souffre également des
grandes articulations des membres supérieurs et inférieurs;
l'affection s'est même portée aux articulations de la mâchoire
inférieure. M. H... dort bien, la langue est bonne, le pouls
normal; on ne remarque rien d'anormal du côté du cœur,

bon appétit, digestions bonnes, pas de constipation, genoux sensibles, tophus à l'avant-bras et au coude du côté droit, pas de gravelle, urine chargée, après les accès, d'un sédiment d'acide urique.

Nous ordonnons au malade les bains, la boisson et les douches. Le 10, les anciennes douleurs reviennent à la suite du traitement minéral; le 13, légère fièvre, un peu de chaleur à la peau. A raison de la fièvre thermale, nous faisons suspendre le traitement minéral pendant un jour. Le 23 quitte, amélioration.

82ᵉ OBSERVATION. — *Goutte; amélioration.*

M. E..., d'U..., accès de goutte héréditaire depuis 1848, les articulations métacarpo-phalangiennes des deux mains sont atteintes et déformées, ce qui empêche le malade d'écrire avec facilité. M. E... vient chaque année faire une saison à Niederbronn, il boit l'eau minérale et prend des bains avec addition de quatre livres de sel marin dans le but de renforcer l'action de l'eau. Le malade nous dit, après sa saison de 1865, qu'il se trouve chaque fois mieux de l'emploi de nos eaux, et que c'est grâce à leur usage qu'il passe les hivers d'une façon supportable.

83ᵉ OBSERVATION. — *Goutte, endocardite, œdème des jambes; grande amélioration.*

M. Fl..., de R..., 50 ans, forte constitution, tempérament sanguin, habite une vallée où la fièvre intermittente règne d'une manière endémique, et a lui-même (et cela surtout pendant son enfance) payé son tribut à cette maladie. Chaque printemps M. Fl... est affecté d'embarras gastriques; industriel cotonnier, le malade a eu depuis trois ans beaucoup de soucis et d'inquiétudes. Au mois d'avril dernier, il était sous l'influence de cet état d'inappétence, de ce malaise général qu'il éprouve tous les ans, lorsque, à la suite d'un accident de voyage, notre malade fut sous le coup d'une violente émotion. Le lendemain de l'accident et pendant qu'il faisait sa toilette, M. Fl... s'aperçut que ses jambes étaient tuméfiées ; son médecin ordinaire constatait un œdème prononcé des extrémités inférieures. — Nous voyons le malade pour la première fois au mois de juin 1865. Il nous raconte qu'il a eu plusieurs accès de goutte et que, à chaque attaque, le gros orteil du côté gauche se tuméfiait. En examinant le cœur, nous trouvons les symptômes d'une endocardite ; nous constatons un bruit de souffle manifeste au premier temps. L'œdème des jambes est la conséquence de la gêne opposée à la circulation ; l'émotion éprouvée par le malade n'a été que la cause déterminante de l'anasarque. Nous faisons prendre à M. Fl... la boisson à dose purgative, les bains ne convenant pas à raison de l'état œdémateux des jambes ; au bout de quatre semaines de cure, M. Fl... s'en retourne chez lui trouvant son état considérablement amélioré, on ne constate plus d'œdème aux extrémités inférieures.

MALADIES DE LA PEAU.

Les affections cutanées tiennent soit à la présence de parasites de nature végétale ou animale (gale, teigne faveuse), soit à des agents externes tels que les rayons du soleil, le contact de substances irritantes, etc., soit enfin à un état discrasique mal défini, à une âcreté du sang. Les eaux de Niederbronn employées sous forme de boisson, par leur vertu purga-

tive, modifieront la crase du sang et seront particulièrement utiles dans les maladies qui tiennent à
une altération de ce liquide. Les bains seront utiles
dans les affections cutanées greffées sur le tempérament lymphatique.

84e OBSERVATION. — *Eczéma lymphatique; amélioration.*

Mlle G..., jeune fille d'une dizaine d'années, cheveux
blonds, yeux bleus, constitution lymphatique très-prononcée, lèvre supérieure grosse, épaisse, sans que la peau ait
changé de couleur, eczéma à la nuque. Les bains et la boisson modifient d'une manière avantageuse l'affection cutanée.

Les eaux de Niederbronn réussissent mieux dans
les eczémas qui affectent les individus lymphatiques
que dans les eczémas d'une autre espèce.

85e OBSERVATION. — *Eczéma.*

Un enfant de 4 ans, lymphatique, était atteint d'un eczéma
du cuir chevelu et de la face des plus opiniâtres; une saison
de six semaines, pendant laquelle le jeune malade a pris des
bains et a été lotionné avec l'eau du bain, l'a presque entièrement débarrassé de son mal.

86e OBSERVATION. — *Impétigo.*

Mlle H..., 2 $\frac{1}{2}$ ans, impétigo à la face, a pris plusieurs
bains d'eau de Niederbronn, a eu la figure lotionnée avec
l'eau minérale, a quitté Niederbronn entièrement guérie.

Les dartres rebelles, et particulièrement le pso-
riasis et le pityriasis seront mieux traitées par les
eaux sulfureuses. On obtiendrait particulièrement

de bons effets du régime minéral, si l'on associait la boisson aux bains sulfureux naturels.

87e Observation. — *Disposition érysipélateuse; amélioration.*

M. X..., de Paris, commerçant, bonne constitution, tempérament moyen; depuis trois ans presque tous les mois un érysipèle au côté droit de la face. Le malade se plaint en outre de constipation, de chaleur abdominale, d'un état pléthorique du foie, de dyspepsie, de pesanteur d'estomac. M. X... séjourne à Niederbronn du 6 au 28 juin 1865, prend l'eau sous forme de boisson seulement, et trouve, au moment de son départ, une grande amélioration dans son état.

MALADIES DIVERSES.

88e Observation. — *Spermatorrhée; grande amélioration.*

M. W..., de M..., 28 ans, constitution et tempérament moyens, ancien militaire, a abusé des plaisirs de l'amour, est sujet depuis quelque temps à la spermatorrhée. A côté de cela, dyspepsie et constipation. Nous faisons prendre la boisson à dose légèrement purgative; des bains et des douches ascendantes tièdes sur le périnée. M. W... fait une cure de vingt-cinq jours et trouve un grand mieux dans son état. L'amélioration obtenue dans ce cas doit être principalement attribuée à l'emploi des douches, lesquelles, en tonifiant la région périnéale, ont empêché l'écoulement spermatique.

Miliaire. — La miliaire est une affection très-commune parmi nos paysans d'Alsace; elle tient à l'habitude qu'on a dans notre pays de se coucher sous d'épais lits de plumes. Chez les personnes sujettes à cette maladie nous ordonnons des bains tièdes, ainsi que la boisson employée à dose purgative; les bains ont pour propriété de raffermir la peau, de resserrer son tissu et de mettre un obstacle à la sécrétion profuse de la sueur; la boisson, au contraire, détourne le flux qui a de la tendance à se porter vers l'enveloppe cutanée en produisant une utile dérivation vers l'intestin.

Nous recommandons, en outre, une alimentation essentiellement tonique et fortifiante pour réparer les pertes qui se font par la peau.

89e OBSERVATION. — *Bronchite chronique; amélioration.*

M. le baron de X..., forte constitution, tempérament sanguin, 60 ans, obèse, figure empourprée. Depuis quelques années, bronchite avec expectoration abondante, langue blanche, dyspepsie, constipation, crache chaque matin des mucosités, pouls ordinaire. Ord. : Demi-bains, boisson tiédie par l'addition d'eau minérale chaude. Trouve un grand mieux au bout de quatre semaines de cure, amélioration de l'appétit et des digestions, les mucosités se détachent plus facilement.

90e OBSERVATION. — *Carie du pied gauche; trajets fistuleux; grande amélioration.*

M. Sch..., de M..., 70 ans, forte constitution, tempérament sanguin; il y a un an et demi, à la suite d'un refroidissement, érysipèle phlegmoneux au pied gauche. L'inflammation, assez intense, s'étend au tissu fibreux et aux os métatarsiens; lorsque nous voyons le malade pour la première fois (le 27 juillet 1864), nous constatons plusieurs ouvertures fistuleuses; ces ouvertures communiquent avec des portions d'os métatarsiens cariées. Un stylet plongé dans les canaux osseux fait percevoir de la crépitation. Nous ordonnons au malade des bains chauds d'une heure de durée, ainsi que des douches. Après le second bain nous constatons que la suppuration n'est plus aussi abondante; le mieux continue de jour en jour; M. Sch... quitte Niederbronn, le 19 août, trouvant une grande amélioration dans son état.

Varices. — Les eaux de Niederbronn sont employées avantageusement dans les cas de varices aux jambes, seulement les bains ne devront pas être donnés trop chauds. La vertu astringente des bains de Niederbronn nous explique le succès de ce moyen dans cette affection; d'un autre côté l'eau employée comme purgative, en dégorgeant le système veineux abdominal, modifie favorablement la pléthore des vaisseaux des extrémités. Nous avons également observé les résultats avantageux produits par les bains et la boisson de Niederbronn dans un cas de *phlegmatia alba dolens* non puerpérale, résultant d'un refroidissement.

91ᵉ Observation. — *Pharyngite granuleuse; emploi des eaux de Niederbronn sous forme pulvérulente; amélioration.*

M. F..., 27 ans, forte constitution, tempérament ordinaire, grand fumeur, affecté depuis un an de pharyngite granuleuse. Le malade a déjà employé différents traitements sans résultat. En examinant l'arrière-gorge, on la trouve tapissée d'un grand nombre de granulations de la grosseur d'une lentille, ces granulations sont séparées les unes des autres par des sillons très-prononcés et présentent tous les caractères de la pharyngite granuleuse. L'affection ne paraît pas s'être étendue au larynx, la voix de M. F... étant normale et ne présentant aucune altération dans son timbre. La maladie est survenue lentement. Nous ordonnons l'eau de Niederbronn pulvérisée ; nous nous servons, à cet effet, du pulvérisateur du docteur Siegel, de Stuttgart ; la température de l'eau pulvérisée est rendue tiède dans le but d'augmenter l'effet résolutif du liquide. L'eau réduite en poussière a un goût salé, ce qui prouve que non-seulement l'eau, mais encore les sels sont réduits en molécules impalpables. Nous ordonnons trois séances par jour, de dix minutes de durée ; au bout de quinze jours de ce traitement, M. F... éprouve de l'amélioration dans son état. On n'aperçoit plus que deux à trois granulations. Nous recommandons au malade de continuer le traitement jusqu'à ce qu'il soit entièrement débarrassé de son mal.

CONTRE-INDICATIONS A L'EMPLOI DES EAUX DE NIEDERBRONN.

Les eaux minérales sont loin de convenir dans toutes les maladies chroniques. Il est certaines affections qui ne sauraient être avantageusement traitées par aucune eau ; outre cela, une source donnée ne peut être administrée avec utilité que dans quelques états morbides. «En général, les maladies qui con- «tre-indiquent l'usage des eaux sont les affections «essentiellement nerveuses, toutes les maladies

« aiguës, les hémorrhagies récentes, l'hémoptysie,
« l'hypertrophie et l'anévrisme du cœur et des gros
« vaisseaux, la folie, l'épilepsie idiopathique, les
« épanchements sanguins ou séreux, les suppurations
« internes abondantes, les dégénérescences squir-
« rheuses ou cancéreuses, la phthisie pulmonaire
« avancée, les paralysies avec désorganisation de la
« moelle épinière, les affections chroniques avec
« fièvre hectique, les rhumatismes à leur début et
« les dépôts par congestion[1]. »

Nous avons vu les eaux de Niederbronn employées sous forme de boisson et de bains augmenter
une ascite et un état œdémateux des jambes dus à
une affection intermittente ou plutôt à un engorgement du foie de nature paludéenne. Chez une
jeune fille atteinte d'aliénation mentale, nous avons
observé un accès de manie les premiers jours de
l'emploi de nos eaux. Une dame atteinte d'un
squirrhe du sein s'est mal trouvée de l'usage de nos
eaux, employées sous forme de boisson et de bains.
En parlant du rhumatisme, nous avons dit qu'il
fallait attendre (pour ordonner une cure) que les
symptômes aigus fussent passés : nous avons vu,
l'été dernier, deux rhumatisants en pleine convar-
lescence être repris, au bout de quelques jours de
cure, de symptômes aigus.

Quelles sont les maladies qui, n'étant pas améliorées

---

1. *Essai pratique sur l'action thérapeutique des eaux*, par
le Dr Chenu. Paris, 1840, p. 187.

par les eaux de Niederbronn, peuvent être avantageusement combattues par d'autres eaux? Niederbronn ne convient pas dans la tuberculisation pulmonaire, quel que soit le degré de la maladie. Dans les engorgements de rate qui dépendent d'une fièvre intermittente nos eaux ne sauraient pas, non plus, être recommandées. Il en est de même des affections vésicales, de quelque nature qu'elles soient. Le diabète, l'albuminurie (néphrite albumineuse) rentrent dans la même catégorie.

92ᵉ Observation. — *Néphrite albumineuse; aggravation.*

M. X..., forte constitution, tempérament lymphatique, obèse, 40 ans, jamais malade avant d'être atteint de l'affection qui l'amène à Niederbronn. M. X... habite un logement humide, est grand buveur de bière; l'affection est survenue insensiblement il y a quinze mois. Voici ce que nous constatons : urine abondante, état anémique, léger bruit de souffle, amaurose, faiblesse générale, soif, céphalalgie, pas d'anasarque, toutes les autres fonctions s'exécutent bien. L'urine neutre contient beaucoup d'albumine, pas de trace de glucose, 10 grammes d'urine donnent 23 centigrammes de sels.

Ord. : Bains, boisson, douches sur les reins. Une seconde analyse de l'urine décèle la présence d'un peu de sang. Au bout de quelques jours, poussée se manifestant sous forme d'abcès palpébraux. La vue s'améliore au bout du quinzième jour; la quantité d'albumine dans les urines a diminué, le malade quitte Niederbronn, trouvant une légère amélioration dans son état. Mais ce mieux devait être un mieux trompeur; nous avons vu le malade trois mois après son retour des eaux; il nous a dit que les eaux l'ont considérablement affaibli et qu'à l'exception des maux de tête qui ont cessé, il n'a observé aucun amendement dans les symptômes morbides.

L'albuminurie étant caractérisée par la perte de l'albumine du sang, on conçoit *à priori* que les eaux débilitantes de Niederbronn ne conviennent pas. Dans la période hyperhémique de cette affection on emploiera les bains de vapeur; dans les périodes ultérieures on recommandera les eaux ferrugineuses.

Dans les cas de hernie ombilicale ne pas user de la boisson.

Il existe d'autres affections, lesquelles, quoique ne se trouvant pas aggravées par les eaux de Niederbronn, seront traitées plus avantageusement par d'autres eaux: ainsi dans la chlorose on se trouvera mieux des eaux ferrugineuses; le psoriaris, le pityriasis seront plutôt guéris aux eaux sulfureuses qu'à Niederbronn.

Enfin nous recommanderons aux personnes bien portantes de ne pas faire de cure régulière et de ne jamais prendre l'eau pendant plus de six à huit jours; très-souvent nous avons vu un usage prolongé de la boisson produire un certain degré de malaise et de faiblesse.

DE LA CURE DE PETIT-LAIT

DANS LE TRAITEMENT DES MALADIES CHRONIQUES.

Parmi les moyens qui figurent dans l'immense répertoire de la thérapeutique, le petit-lait est peut-être celui dont l'action est la plus douce, celui dont la puissance médicatrice paraît la plus faible. Mais, malgré cette absence de propriétés actives, ce moyen a été recommandé dans tous les temps, depuis Galien jusqu'à nos jours et par les plus grandes illustrations médicales, comme un agent précieux dans un certain nombre de maladies chroniques. A raison même de ses qualités peu énergiques, le petit-lait ne saurait trouver une application bien utile que dans les traitements de longue durée, là où il s'agit de faire une cure régulière, continuée pendant une série de semaines, à l'instar des cures minérales ; mais alors, surtout s'il est administré avec suite et méthode, à la faveur de bonnes conditions hygiéniques et dans certains états maladifs bien déterminés, alors, disons-nous, on peut s'en promettre d'excellents résultats.

Nous parlerons successivement des caractères physiques et chimiques du petit-lait, du mode de préparation de ce liquide, ainsi que de ses effets sur l'économie animale ; nous chercherons surtout à bien préciser les circonstances ou les conditions morbides dans lesquelles son emploi doit être recommandé en mettant en relief les cas de maladies qui en réclament plus spécialement l'usage; enfin, nous indiquerons la manière de l'employer et le régime à observer durant le traitement. Nous ne parlerons pas des bains de petit-lait; car ce n'est que dans certaines contrées, là où l'on peut se procurer la liqueur séro-lactée en grande abondance, que l'on peut employer ce genre de moyen.

Le petit-lait n'est autre chose que le lait privé de son caséum et de son beurre; c'est donc la partie aqueuse du lait ou le sérum. Sauf les deux principes qui viennent d'être cités, il présente la même composition chimique que le lait d'où il est tiré; mais comme le lait varie lui-même d'une espèce animale à l'autre, il s'ensuit aussi que le petit-lait présente certaines modifications, selon qu'il provient de telle ou telle source.

Le lait de vache étant celui dont l'usage est le plus généralement répandu, on peut le considérer en quelque sorte comme formant un composé type servant de terme de comparaison entre les différentes espèces de laits employés à titre d'aliment ou de médicament. Voici quelle est la composition de ces deux espèces de laits:

	Lait de vache.	Lait de chèvre.
Eau.	874 sur 1,000	820
Caséum. . . .	36	90
Crème	40	45
Sucre de lait .	50	45
Sels	5	5
Albumine. . .	} traces	traces.
Osmazôme . .		

Le lait de chèvre se distingue donc du lait de vache par une plus grande proportion de caséum et de crème. Cette grande quantité de caséum dans le lait de chèvre fait que ce liquide, mis en contact avec la présure, se prend en gelée sensiblement plus vite que le lait de vache et présente un coagulum plus ferme que ce dernier. Les sels dont les qualités relatives n'ont pas été indiquées par les auteurs se distinguent en sels solubles et en sels insolubles. Dans la première catégorie on trouve des chlorures et des phosphates alcalins, du sulfate de soude; parmi les composés salins insolubles on compte les phosphates de chaux et de magnésie avec des traces de fer, le carbonate de chaux. Quoique l'on ne connaisse pas les proportions exactes de ces sels, on sait cependant que le phosphate de chaux et le chlorure de sodium sont les principes prédominants du mélange. « Les « phosphates, chlorures et sulfates, tous sels renfermés « normalement dans le sang, sont aussi ceux que l'on « rencontre dans le lait, où ils passent directement[1].»

Le lait réunit dans sa composition quatre ordres de substances : 1° des matières azotées dissoutes (caséum, albumine, osmazôme); 2° un corps gras tenu en suspension; 3° une matière sucrée particulière; 4° enfin, une quantité variable d'eau et de sels inorganiques.

On voit, d'après cela, que le lait renferme tous les principes dont la réunion peut donner naissance à

---

1. *Traité de physiologie* de M. Longet, t. Ier, p. 906.

un aliment complet. Aussi ne doit-on pas s'étonner que ce liquide ait pu être considéré par W. Prout et beaucoup de physiologistes comme l'aliment type ou normal. Dans les idées générales qu'il a émises sur l'alimentation, l'habile chimiste anglais, se rappelant que, durant une certaine période, le lait est la nourriture exclusive de l'homme et des mammifères et qu'il suffit au développement de l'organisme, a été amené à établir que tout régime alimentaire doit participer plus ou moins de sa constitution, c'est-à-dire qu'indépendamment des phosphates, des chlorures et autres sels inorganiques, ce régime doit comprendre une substance azotée et un principe non azoté (corps gras ou féculent) pour équivaloir au caséum, au sucre et à la crème du lait[1].

Parmi ces différents principes du lait, les uns, comme on vient de voir, sont à l'état de dissolution, et les autres à l'état de suspension. La crème, ainsi qu'une très-faible partie du caséum, est suspendue dans le lait, tandis que le sucre de lait, l'osmazôme, la plus grande proportion du caséum et les sels y sont dissous. Le caséum par lui-même est peu soluble dans l'eau; ce n'est qu'à l'aide de la soude que la dissolution de ce composé est assurée. Le caséum n'étant dissous que par les alcalins et étant peu soluble dans l'eau, on comprend facilement qu'en versant un peu d'acide dans le lait, ce dernier neutralise les alcalins et précipite le caséum.

---

1. Voir Longet.

Le petit-lait, qui n'est que le lait privé de la majeure partie de son caséum et de sa crème, s'obtient de deux manières : 1° par la coagulation spontanée du lait; 2° par la coagulation artificielle obtenue à l'aide des acides et de la chaleur.

Le petit-lait que l'on obtient par l'acidification spontanée du lait (petit-lait acide, *saure Molken* des Allemands), ne sert généralement pas pour faire des cures. Quoiqu'il soit plus laxatif que le petit-lait préparé artificiellement, il ne saurait cependant pas le remplacer d'une manière convenable, à raison de son acidité plus ou moins forte, circonstance par suite de laquelle il se trouve privé des qualités adoucissantes et nutritives qui font du petit-lait dulcifié une boisson si utile. Ce dernier sert exclusivement dans le traitement des maladies chroniques; c'est le seul aussi dont nous nous occuperons ici.

Pour le préparer, on fait bouillir le lait fraîchement tiré; on y ajoute un morceau de caillette de veau (1,000 grammes de lait exigent 2^{gr},50 de caillette), un peu de vinaigre ou encore une petite proportion de crème de tartre. Au bout de quelques moments de cuisson, le caséum se coagule et emprisonne, pour ainsi dire, la crème dont le mélange avec le caséum devient alors très-intime. On peut comparer l'effet produit dans cette circonstance à ce qui se passe lorsqu'on veut clarifier un liquide à l'aide de l'albumine. Dans cette opération, c'est le caséum qui joue le rôle de l'albumine, tandis que la crème représente les impuretés dont on veut débarrasser le liquide à clarifier. La coction ayant produit dans le lait une couche solide et une autre liquide, il suffit d'une simple filtration à travers une mousseline un peu forte pour séparer la portion liquide (le petit-lait) de la masse concrète.

C'est ainsi que l'on prépare le petit-lait dulcifié. On avait pensé pouvoir substituer la solution artificielle du sucre de lait au petit-lait ainsi préparé; mais cette solution, ne contenant pas à beaucoup près tous les éléments du véritable petit-lait, ne saurait en aucune façon la remplacer.

Le petit-lait a une couleur jaune verdâtre, légèrement opaline, plus ou moins troublée par la présence de faibles quantités de caséum et de crème qui s'y trouvent à l'état de suspension; il est d'une saveur douce et sucrée, à réaction nulle ou du moins légèrement acide. Mille parties contiennent cinquante-cinq parties de sucre de lait, six parties de sels, des traces d'osmazôme, de caséum et d'albumine et quelquefois un peu d'acide lactique provenant d'un commencement de fermentation du sucre de lait.

Le petit-lait de chèvre, qui est celui dont on se sert plus particulièrement pour faire des cures et aussi celui dont nous entendons plus spécialement parler ici, a une odeur et une saveur *sui generis* dues à la présence d'un principe particulier, l'acide hircique.

Par la préparation qu'il subit, le petit-lait se trouve privé de ses parties les plus nourrissantes, mais aussi

les plus difficiles à digérer. Quant aux principes qui
y restent, le sucre de lait occupe le premier rang à
raison de sa forte proportion : en passant dans les
secondes voies, le sucre de lait se transforme en acide
lactique, puis en lactate de soude ; ce sel est un antiphlogistique, un rafraîchissant par excellence. L'osmazôme (principe albumineux), le caséum et l'albumine qui s'y trouvent en faible quantité, il est vrai,
communiquent à ce liquide des qualités quelque peu
nutritives. Parmi les sels, les uns comme les phosphates de chaux, de magnésie et de fer, ainsi que le
chlorure de sodium, sont nécessaires à l'organisme et
peuvent rentrer dans la classe des principes des-
tinés à la nutrition. Le chlorure de potassium et le
sulfate de soude, au contraire, sont doués de propriétés
diurétiques et purgatives. L'eau enfin sert de véhi-
cule et de dissolvant à toutes ces substances ; à raison de sa grande masse relativement aux corps
qu'elle tient en dissolution, elle doit nécessairement
tendre à augmenter les sécrétions.

Le petit-lait tient, pour ainsi dire, le milieu entre
l'aliment et le médicament. On peut dire que c'est
un aliment très-léger qui possède des qualités tem-
pérantes et rafraîchissantes ; ce sont ces qualités
surtout qui le font rechercher soit comme moyen cu-
ratif, soit comme moyen palliatif dans beaucoup
d'affections chroniques. Comparé sous le rapport de
son action aux eaux minérales, il s'en distingue principalement par la circonstance qu'il ne produit
jamais, comme celles-ci, de phénomènes d'excitation

ou de réaction organiques, phénomènes connus aux établissements de bains sous le nom de fièvre thermale.

L'action primitive du petit-lait sur la muqueuse gastrique est une action adoucissante, émolliente, rafraîchissante. Ingéré à la dose d'un à plusieurs verres, le petit-lait accélère immédiatement le travail de l'absorption, et se distingue essentiellement par la facilité et par la rapidité avec lesquelles il passe dans les secondes voies. L'absorption s'en fait beaucoup plus facilement que ne se fait celle du lait, plus lente déjà en raison des principes gras que ce dernier contient. Par son passage dans le sang, le petit-lait délaye ce fluide, en diminue la densité et le rend moins âcre, moins stimulant; il parvient ainsi à déprimer l'irritabilité vasculaire et devien par conséquent tempérant, sédatif. Nous disons sédatif, parce que l'action tempérante se reflète du système sanguin sur le système nerveux. Un liquide porté aussi facilement et aussi vite que le petit-lait dans le torrent circulatoire, doit nécessairement avoir une action marquée sur les sécrétions en général c'est en effet ce que l'observation a démontré. Les sécrétions des sucs intestinaux, celle de la bile et du fluide pancréatique, mais surtout celle des urines, se trouvent augmentées. Si le petit-lait est pris a dose un peu notable et à intervalles rapprochés, il devient facilement purgatif, surtout chez certaines dispositions individuelles. A quel principe peut-on attribuer ces propriétés purgatives? Le sulfate de soude et le chlorure de potassium sont en trop faible proportion pour qu'on puisse mettre sur leur compte toute l'action relâchante de cette boisson. D'un autre côté, le sucre de lait qui constitue le principe prédominant est, à son tour, très-peu laxatif. L'on ne saurait donc raisonnablement chercher la cause des propriétés évacuantes du petit-lait que dans l'agrégat même des principes chimiques, dans la masse ou le volume du liquide et dans la rapidité avec laquelle il est ingéré dans l'estomac.

Un des caractères particuliers du petit-lait, c'est l'absence presque absolue des principes azotés, ou, si l'on aime mieux, de composés albumineux ou de matériaux pouvant servir au renouvellement des tissus. Cette circonstance n'est sans doute pas sans valeur au point de vue pharmaco-dynamique.

L'on voit, d'après ce qui précède, que le petit-lait est une boisson adoucissante parfaitement bien supportée par l'estomac, que l'absorption s'en fait facilement, qu'il exerce sur l'économie un effet tempérant et sédatif, qu'il donne plus d'activité aux sécrétions, surtout à la sécrétion urinaire, et qu'à une certaine dose il détermine presque toujours un effet relâchant sur le tube intestinal.

Si l'usage en est continué pendant deux à plusieurs semaines, il amène ordinairement quelques symptômes d'hyposthénie, c'est-à-dire une certaine dépression de la vitalité, une certaine diminution de l'irritabilité vasculaire; le pouls devient moins fréquent, moins excité; la chaleur animale diminue, et la peau, d'âcre et de brûlante qu'elle était, acquiert de la tendance à la moiteur et entre facilement en transpiration. Les évacuations alvines deviennent également plus faciles que dans le principe. Ces phénomènes d'hyposthénie sont précisément ce que l'on recherche dans les cures de petit-lait. C'est à la sagacité du médecin de bien les amener, afin de les faire tourner au profit des malades; c'est à lui d'en graduer convenablement le degré, afin de ne pas rester en deçà de la limite voulue ni de la dépasser.

Ce qui distingue particulièrement les cures de petit-lait, c'est leur aptitude à déprimer l'irritabilité ou l'éréthisme vasculaire. Elles diffèrent donc essentiellement des cures minéro-thermales qui, au contraire, agissent plus ou moins par stimulation et provoquent des modifications beaucoup plus fortes dans l'acte nutritif. Elles se distinguent encore des procédés hydrothérapiques qui, tout en déprimant l'activité sanguine, ont cependant plus spécialement pour but de tonifier, de resserrer la fibre organique et de régulariser le mouvement vital. Mais on pourrait leur trouver de l'analogie avec les cures de raisin, qui exercent également une action tempérante, dépressive. Seulement le raisin est beaucoup plus aliment que le petit-lait et ne saurait convenir que dans les indispositions de peu de gravité, tandis que le petit-lait s'adresse aux complexions les plus délicates et à des éléments morbides d'un ordre plus grave.

L'emploi du petit-lait est indiqué dans un certain nombre de maladies chroniques des appareils respiratoire et digestif, lorsque ces maladies sont encore à leur début ou lorsqu'elles n'ont pas encore porté de trop fortes atteintes à la santé générale, et surtout lorsqu'elles sont compliquées d'une certaine irritabilité vasculaire, d'un état légèrement fébricitant ou d'un travail subinflammatoire qu'il s'agit de combattre afin d'entraver la marche ou les progrès du mal. Le petit-lait convient plutôt dans les états éréthistiques que dans les états marqués par un défaut de l'activité vitale, mieux chez les sujets doués d'une certaine irritabilité nerveuse que chez les individus mous et phlegmatiques. La diarrhée, les sueurs colliquatives, la leucorrhée, les états anémique et chlorotique, le lymphatisme trop prononcé sont également des circonstances contre-indiquantes.

Les différents états pathologiques dans lesquels les cures séro-lactées peuvent se montrer salutaires, sont les suivants:

1° La tuberculisation pulmonaire et l'hémoptysie;
2° Le catarrhe et la laryngite chroniques;
3° La coqueluche;
4° La gastrite chronique;
5° Quelques affections du foie;
6° Les congestions hémorrhoïdales;
7° Certaines névropathies avec éréthisme;
8° La goutte;
9° Le goître.

Le petit-lait ne peut jamais avoir qu'une action

palliative dans la tuberculisation pulmonaire, même lorsqu'il est employé dans les circonstances les plus favorables. Ce n'est que dans le commencement de cette maladie, lorsque les tubercules ne sont encore entourés que d'un travail simplement congestionnel ou d'une irritation subinflammatoire, lorsque la fièvre concomitante est encore peu marquée, qu'une cure de petit-lait peut exercer une influence favorable. Administré dans ces conditions, il a pour effet d'affaiblir, d'écarter l'élément congestionnel ou subinflammatoire, c'est-à-dire l'élément qui précisément offre de la gravité et du danger. Il contribue de la sorte à ralentir la marche de la maladie et à la ramener, en fin de compte, à une sorte d'état latent ou stationnaire.

Le petit-lait convient de préférence chez les tuberculeux à constitution sèche, chez ceux qui sont naturellement impressionnables, qui souffrent d'un état d'irritabilité de la muqueuse stomacale ou qui sont sujets à des acidités gastriques, plutôt chez les individus habituellement resserrés ou constipés que chez les individus disposés à la diarrhée. Il ne convient plus lorsque les forces du malade ont sensiblement décliné ou qu'il existe déjà des sueurs colliquatives.

Le petit-lait étant un produit privé d'azote, on a fait observer, avec juste raison, qu'il doit nécessairement exercer de bons effets sur l'organisme toutes les fois qu'il s'agit de combattre un état pathologique caractérisé par la prédominance des éléments azotés. Or, comme l'état tuberculeux présente une augmentation de la quantité d'azote ou, ce qui revient au même, de la fibrine qui n'est autre chose qu'un produit immédiat azoté, il est évident, théoriquement parlant, que le régime séro-lacté doit convenir dans la tuberculisation pulmonaire; c'est en effet ce que l'observation clinique, d'accord en ce point avec les données fournies par la science, avait constaté depuis longtemps.

Nous ferons observer que le petit-lait renferme du phosphate de chaux et du chlorure de sodium, et que certains auteurs ont voulu expliquer l'action avantageuse de la liqueur séro-lactée dans la tuberculisation pulmonaire par la présence de ces sels dans le petit-lait. Qui ne sait, du reste, que M. le docteur Amédée Latour a depuis longtemps préconisé le chlorure de sodium dans l'affection tuberculeuse? Dans sa remarquable 34ᵉ lettre, Liebig dit qu'il n'est pas aisé de définir le rôle du sel marin dans l'économie, comme celui, par exemple, de l'acide phosphorique et de ses bases. Les sels de phosphore sont les matériaux de constitution du corps. Où trouve-t-on le chlore? Ce n'est ni dans les muscles, ni dans les os. Ce sel doit être l'intermédiaire de certaines fonctions générales; c'est très-probablement le mobile, le médiateur de certaines actions organiques. Il ne produit pas la chair, comme nous le savons déjà, mais il neutralise les conditions défavorables à sa composition normale. Telles sont les idées de Liebig, idées qu'on ne saurait trop faire connaître et que nous venons de reproduire servilement. Ainsi, le sel a un grand rôle à remplir dans l'économie; s'il ne fait pas la plasticité, il la domine de toute l'influence qui donne à cette propriété vitale les qualités qu'elle doit avoir pour la bonne composition des organes et des muscles qui constituent le corps. Le sang est de la chair coulante, a-t-on dit et avec tant de raison. Sans le sel ce serait encore de la chair à l'état liquide, mais non cette bonne chair nécessaire à la santé et à la vigueur. Puisque ce composé est le principe qui maintient l'état chimique du sang, l'abaissement de ses doses doit y porter le trouble; et il doit en résulter nécessairement une aberration profonde dans cette force plastique qui alimente et renouvelle les parties solides de l'économie. De là, des créations, des dépôts de constitution organique ou inorganique qui se développent dans les divers systèmes en dehors des lois de la vie; de là le tubercule[1].

Le petit-lait présente sur le lait proprement dit l'avantage d'être mieux et plus longtemps supporté par l'estomac, dans le traitement de l'affection tuberculeuse des poumons; son emploi permet conséquemment de faire des cures de longue durée, et c'est là ce qui constitue un immense avantage, puisque ce n'est pas seulement pendant quelques semaines, mais pendant plusieurs mois de suite que le traitement doit être continué, si l'on veut qu'il conduise à des résultats à la fois bons et durables.

---

1. *Les Cures de petit-lait*, par le Dr Carrière. Paris, V. Masson, 1860, p. 66 et 67.

Le malade commencera sa cure par deux verres pris à une demi-heure d'intervalle, dans la matinée à jeun et par un verre pris dans l'après-midi ou vers le soir. Cette dose pourra être successivement augmentée selon que les besoins ou les circonstances l'exigeront. Les soins hygiéniques sont toujours d'une importance majeure, et le régime demande en général à être bien réglé. L'alimentation doit être de facile digestion, peu azotée et surtout pas trop abondante. Le malade cherchera à se soustraire à l'influence fâcheuse des changements brusques de température, en se couvrant plus ou moins de flanelle, selon que le temps sera lui-même plus ou moins chaud. L'air qui convient le plus, c'est un air doux, sans sécheresse. Le malade choisira une habitation exposée au midi; il recherchera le soleil, ou du moins ne séjournera pas trop longtemps dans les lieux ombragés; enfin, il évitera tous les endroits exposés à la poussière.

L'hémoptysie n'est la plupart du temps qu'un symptôme de la tuberculisation, et, à ce titre, elle peut réclamer la cure séro-lactée comme cette dernière. Elle est toujours l'indice d'un travail congestionnel ou d'une irritation subinflammatoire qui s'établit autour des dépôts tuberculeux. C'est dans la période initiale de ce travail, lorsqu'on n'observe encore que de petits crachements sanguins, se montrant de temps à autre, lorsque la fièvre est modérée et que les forces sont encore en assez bon état, qu'une cure peut être tentée avec espoir d'amélioration. Du reste, ce que nous venons de dire à l'occasion de la tuberculisation pulmonaire peut tout à fait s'appliquer ici : nous recommanderons seulement aux hémoptoïques une plus grande réserve pour ce qui concerne l'usage de la voix ou de la parole.

Parmi les différentes maladies qu'on rencontre aux établissements de petit-lait, la bronchite chronique est peut-être celle qui, sous le rapport du nombre, tient le premier rang. Soit qu'elle succède à un travail inflammatoire aigu, soit qu'elle s'établisse d'emblée, cette affection est presque toujours opiniâtre et présente le plus souvent des alternatives d'exacerbation et de relâche, selon surtout que les influences atmosphériques sont elles-mêmes favorables ou contraires. Il importe beaucoup de ne pas laisser traîner en longueur une maladie aussi rebelle, qui, parce qu'elle a été négligée, peut devenir la cause d'un emphysème pulmonaire et d'une dilatation des cavités droites du cœur. C'est particulièrement chez les individus délicats et irritables que le petit-lait convient le mieux. Chez ces sujets l'usage des eaux que l'on recommande ordinairement contre l'irritation chronique des bronches (eaux alcalines, sulfureuses et quelquefois chlorurées) devient ordinairement trop excitant ; il ne reste alors en fait de cures que les cures séro-lactées qui puissent être continuées un temps plus ou moins long, sans éprouver ou fatiguer les malades. Mais on a essayé dans ces derniers temps de combiner les deux espèces de cures et de les modifier l'une par l'autre, selon les besoins de la circonstance ; on est ainsi parvenu à des résultats thérapeutiques très-avantageux. Le mélange du petit-lait avec une eau minérale rend l'action de celle-ci plus douce, plus facile à supporter, et, d'un autre côté, l'eau minérale communique au petit-lait certaines propriétés spéciales qu'elle possède elle-même et qui, sans la combinaison en question, n'auraient pas pu être utilisées. Il résulte de là que le petit-lait peut être modifié d'une foule de manières par des additions d'eaux minérales, et que le médecin trouve dans ces combinaisons de nouvelles ressources thérapeutiques, et une plus grande facilité pour varier ses traitements selon les exigences de chaque cas particulier.

Ce qui vient d'être dit de l'irritation bronchique peut également s'appliquer à la laryngite chronique. Dans le traitement de cette affection il ne faut jamais perdre de vue le régime particulier qu'elle réclame, principalement en ce qui concerne l'usage de la parole. Le petit-lait devra toujours être pris lentement, par petites gorgées, à une température un peu chaude (35° à 40° centigr.), et lorsque les circonstances exigent qu'il soit mélangé avec une eau minérale, le petit-lait devra former au moins la moitié du mélange.

Le petit-lait a été grandement préconisé par Lœwenthal[1] dans le traitement de la coqueluche.

---

1. *Süsse Molken gegen Stickhusten, Preuss. Vereins-Zeitung,* n°s 6 et 23, 1855.

Lorsque cette maladie se traîne en longueur et que la belle saison est là, l'on ne pourra certes rien faire de mieux que de faire partir les jeunes malades pour un établissement de petit-lait. Le changement d'air occasionné par ce déplacement exercera déjà une très-heureuse influence sur la marche de la maladie; d'un autre côté, le petit-lait, par sa qualité antiphlogistique et calmante, ne pourra qu'agir favorablement dans une affection qui tient autant du spasme que de l'irritation inflammatoire.

Le docteur C. James[1] pense que les cures de petit-lait rendent peut-être plus de services encore dans les maladies du bas-ventre que dans celles de la poitrine. Quoi qu'il en soit, l'on ne saurait disconvenir que le contact immédiat de ce liquide avec la muqueuse de l'intestin, le travail d'absorption qu'il y excite, l'espèce de dépuration journalière qui en est la conséquence ne peuvent que dégager les viscères et par suite modifier favorablement leur vitalité. Aussi un des effets les plus ordinaires du petit-lait consiste-t-il à réveiller l'appétit et à donner une certaine activité à la nutrition.

Les cures séro-lactées sont surtout utiles dans l'irritabilité gastrique en général, soit qu'elle tienne simplement à un état nerveux, soit qu'elle dépende d'un travail congestionnel, d'une hyperhémie, d'une irritation subinflammatoire, notamment si le mal est caractérisé par une douleur fixe à l'épigastre. Dans

---

1. *Guide pratique,* 5e édit., p. 256.

tous ces cas la nutrition générale est plus ou moins en souffrance, et les malades se distinguent par un état de maigreur plus ou moins marqué. Dans tous ces cas aussi, le petit-lait devra être administré à dose altérante, c'est-à-dire avec ménagement, par petites quantités et toujours en raison de la tolérance des estomacs.

La pléthore abdominale, ainsi que l'état hémorrhoïdaire, forme une autre indication pour le petit-lait, surtout chez les personnes qui, en raison d'une certaine irritabilité vasculaire ou nerveuse, ne sauraient avoir recours aux eaux minérales.

Mais, dans ces cas, à moins qu'il n'existe des contre-indications, le remède devra être administré à dose purgative, c'est-à-dire par quantités plus fortes et plus rapprochées, que dans les affections de l'estomac.

Enfin le petit-lait peut convenir dans les inflammations chroniques du foie, ainsi que dans les cas de calculs biliaires, toutes les fois qu'il s'agit de ménager l'irritabilité des malades et de les amener à supporter une eau minérale appropriée. Dans ces cas, c'est le plus souvent à titre d'adjuvant ou de correctif du liquide minéral qu'on l'administre, et on ne le fait prendre pur que lorsque les eaux elles-mêmes ne sont pas supportées. Ici le petit-lait devra être donné à dose altérante, et son administration à l'intérieur pourra se faire concurremment avec l'usage externe des eaux minérales.

Outre les maladies de la poitrine et du bas-ventre, l'on recommande encore le petit-lait dans certaines affections diathésiques (la goutte, le goître) et dans certaines névropathies.

La goutte, qui, comme on sait, est caractérisée par un excès de principes azotés, semble déjà par cela même indiquer l'emploi du petit-lait, et l'observation, d'accord avec la théorie, n'a fait que constater la justesse de cette manière de voir. En effet, l'usage prolongé et méthodique de cette boisson exerce toujours une action favorable sur la diathèse goutteuse et la modifie d'une manière avantageuse.

La goutte, de même que plusieurs autres affections, doit être traitée par le petit-lait lorsqu'on a affaire à des sujets délicats, affaiblis ou impressionnables, à des sujets chez lesquels il importe de ménager l'irritabilité gastrique ou de produire un léger effet dérivatif sur le tube intestinal. Il va sans dire que l'emploi du petit-lait n'exclut pas le traitement externe (bains, douches ou vapeur) et que cette boisson pourra être mélangée avec telle ou telle eau minérale que l'état du malade réclamera plus particulièrement.

Une circonstance inattendue, dit le docteur Carrière[1], une occasion a fait naître en Allemagne, il y a peu d'années, la pensée que le petit-lait avait peut-être la propriété de guérir le goître. Une personne qui portait un goître fit la cure de petit-lait pour une bronchite chronique; à la fin du traitement la bronchite fut guérie, et le goître disparut. L'expérience

---

1. *Les Cures de petit-lait*, p. 79.

a été répétée depuis; il paraît qu'elle a donné des résultats favorables. Les tumeurs goîtreuses sont distribuées avec tant de profusion sur le sol de notre Europe, qu'il est aisé de vérifier ce qu'il y a de vrai touchant les bons effets du petit-lait contre ces hideuses difformités du cou.

Certaines névropathies, enfin, trouvent dans le petit-lait sinon un moyen de guérison, du moins un moyen de soulagement. Ce sont plus particulièrement les différents désordres nerveux qui ont pour siége les organes digestifs, surtout lorsqu'il y a dans ces désordres un fond d'irritabilité ou que ce sont, comme dit Barras[1], des névroses avec éréthisme.

Les cures de petit-lait, de même que les cures minérales, exigent un certain régime, et les malades qui les suivent doivent nécessairement se soumettre à certaines règles de traitement. Une cure dure ordinairement de trois à six semaines; cependant, il n'est pas rare de rencontrer des cas qui demandent plusieurs mois de traitement ou un traitement continué pendant tout un été. Bien que le petit-lait puisse être pris à toutes les époques de l'année, l'on devra cependant, pour faire une cure, choisir autant que possible la belle saison: le médicament agira mieux et produira des résultats plus satisfaisants si les conditions atmosphériques viennent en aide.

Le petit-lait se prend le matin à jeun et aussi le

---

1. *Traité des gastralgies.*

soir lorsqu'on suit la méthode altérante. On commence
par un ou deux verres le matin, et selon le besoin ou
les circonstances, on augmente d'un verre chaque
jour jusqu'à six verres environ. La dose du soir doit
toujours être plus faible que celle du matin. Le
verre employé généralement en Suisse et en Allemagne est de la contenance de 120 à 130 grammes.
On met d'un verre à l'autre un intervalle de 15 à
30 minutes, en se promenant autant que possible à
l'air libre, afin de faciliter l'action ou la digestion
de la boisson.

Les doses doivent varier selon les effets que l'on
tient à produire; s'il s'agit simplement d'adoucir, de
tempérer, de produire un effet altérant, il faut des
doses plus faibles ou plus distancées. S'il s'agit, au
contraire, de produire un effet purgatif, les doses
doivent être plus fortes et plus rapprochées. Mais
quelle que soit la méthode que l'on suive, le petit-
lait ne doit jamais être donné à une dose qui puisse
fatiguer l'estomac ou déranger l'appétit. Généralement on commence par des doses relativement petites, doses qu'on augmente successivement jusque
vers le milieu de la cure et que vers la fin on diminue de nouveau.

Le petit-lait ne s'emploie pas seulement tel quel,
mais encore mélangé avec des eaux minérales, ainsi
que nous l'avons déjà dit. Ces mélanges ont une
grande importance au point de vue de la pratique
médicale; ils permettent de donner aux traitements
une plus grande extension et de les varier d'une

infinité de manières. Ainsi le médecin peut, par une addition de petit-lait, adoucir l'action d'une eau; il peut la corriger ou la modifier; il peut faire ressortir davantage certaines propriétés du liquide minéral; il peut enfin se permettre l'emploi des eaux dans des cas où elles n'auraient pas été supportées seules, et donner à ses cures une durée plus longue que s'il avait été réduit à l'emploi des eaux non mélangées.

«En Allemagne, dit M. Carrière, il n'y a pas d'établissement de petit-lait qui ne possède sa collection d'eaux minérales recommandées en mélange avec la liqueur séro-lactée. Une telle organisation favorise le succès des cures. Lorsque le petit-lait n'est pas digéré, il emprunte un correctif à une de ces eaux minérales; lorsqu'il ne suffit pas à l'effet qu'on se propose, il reçoit d'une autre un concours dont on peut doser l'énergie. Ce n'est pas sans une pratique de ces mélanges, qu'on parvient à les assouplir à sa main et à les faire servir utilement au but qu'on veut atteindre. On possède, quand on l'a acquise, de précieux moyens d'action contre les maladies rebelles et on obtient souvent des résultats inattendus. On peut dire que c'est à cette médication complexe que le petit-lait doit en partie la renommée que lui a faite l'Allemagne. »

Presque toutes les eaux minérales sont susceptibles d'être prises avec le petit-lait: les eaux chlorurées comme les eaux alcalines, les eaux sulfureuses comme les eaux ferrugineuses se prêtent à ce mode de combinaison. A Niederbronn nous faisons également boire les eaux minérales associées au petit-lait de chèvre, et nous devons dire que ce mélange est agréable au goût, qu'il répond parfaitement à certaines indications, et qu'il devient d'une utilité incontestable dans un grand nombre de circonstances. Ainsi combiné, le petit-lait rend les eaux plus purgatives chez beaucoup de personnes, soit qu'elles le prennent immédiatement avant de boire à la source, soit qu'elles l'ajoutent par moitié aux deux ou trois premiers verres de la boisson minérale.

L'association du petit-lait avec les eaux de Niederbronn devient principalement utile dans les affections suivantes:

1° Dans la bronchite chronique, surtout lorsqu'il y a embarras muqueux des bronches, et qu'il s'agit de favoriser l'expectoration; 2° dans les différentes affections chroniques du tube digestif qui exigent elles-mêmes l'eau de Niederbronn, lorsque ces affections sont accompagnées de constipation et qu'il existe une certaine irritabilité gastrique qui ne permet pas de recourir franchement et d'emblée à l'usage de ces eaux; 3° dans les engorgements viscéraux de l'abdomen et particulièrement du foie lorsque les mêmes conditions se présentent; 4° dans toutes les affections enfin qui réclament l'emploi du petit-lait, lorsqu'il y a indication d'opérer en même temps sur le bas-ventre.

Le régime du buveur de petit-lait doit naturellement concourir au même but que le traitement, dont il est l'auxiliaire. En général, il doit être doux parce que les maladies qui réclament la cure séro-lactée, sont aussi des maladies qui excluent tout régime excitant ou échauffant. En Allemagne, où les doctrines chimiques jouent un rôle, du moins en ce qui concerne le petit-lait, l'on insiste plus particulièrement sur une alimentation peu azotée pour les motifs que nous avons déjà indiqués plus haut. Ces doctrines, quelque ingénieuses qu'elles paraissent de prime abord, ne doivent cependant pas être admises sans restriction, et tous les praticiens savent combien il est difficile d'établir des règles générales sous ce rapport. L'on sera toujours obligé de modifier le régime suivant l'âge, les habitudes, le genre de maladie ou la tolérance des estomacs, et les dispositions individuelles contrarieront à tout moment la formule générale qu'on essayera d'établir sur le choix des aliments. «L'on aura pour règle, dit M. Helfft, de n'accorder en fait d'aliments qu'une quantité un peu moindre que celle qui suffit à l'alimentation modérée d'un homme sain.» Si, en effet, l'estomac est surchargé, la métamorphose des substances ingérées s'opère lentement et difficilement, ce qui est contraire aux bons effets que le petit-lait est appelé à produire.

Le régime alimentaire sera plus ou moins doux, plus ou moins confortant selon les cas. Le médecin appréciera quelle proportion de substances animales ou de substances végétales il faudra accorder. Aux repas, le vin n'est pas toujours permis, et s'il l'est, ce ne peut être que coupé avec beaucoup d'eau.

Le mouvement au grand air est aussi recommandé dans toutes les maladies qui sont du ressort de la cure, et il en est des cures séro-lactées comme des cures minérales: les bons résultats ne dépendent pas uniquement des vertus dynamiques inhérentes à la boisson qu'on ingère, mais, en partie aussi, des bonnes conditions atmosphériques et climatériques, ainsi que des circonstances favorables dans lesquelles se trouve placé le malade.

ERRATUM.

Page 89, au bas de la page, *supprimer :* Le 9 juillet 1865.

TABLE DES MATIÈRES.

www.ingramcontent.com/pod-product-compliance
Ingram Content Group UK Ltd.
Pitfield, Milton Keynes, MK11 3LW, UK
UKHW010913160726
13695UKWH00007B/831